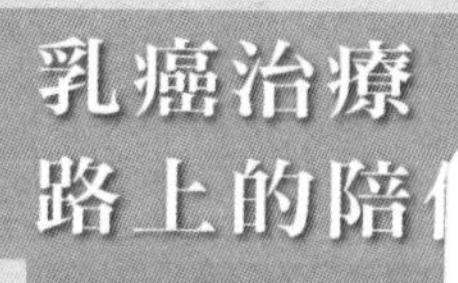

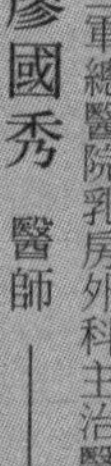

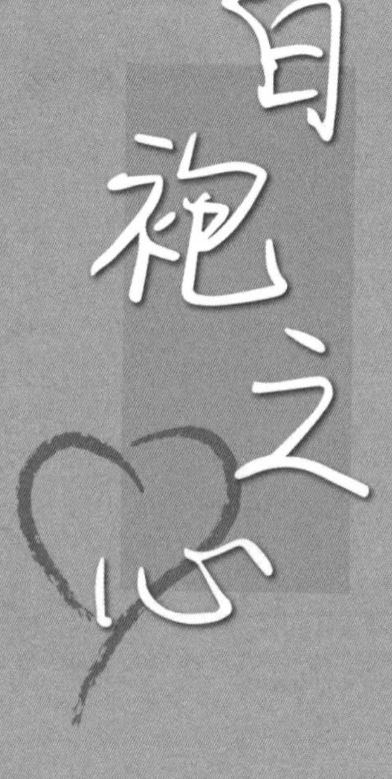

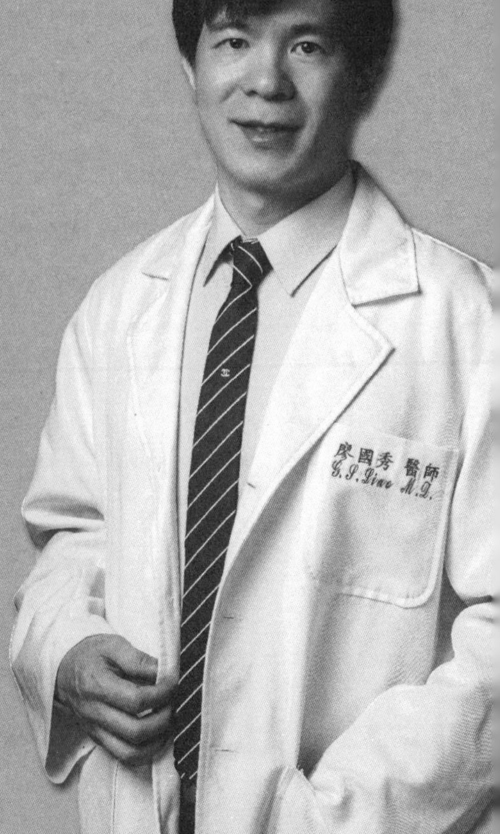

「不怕，我們一起面對！」

醫者，治療的是病，但面對患者無限擴散的悲傷，也需要照顧他們的心。
溫暖的筆觸，傳達的是醫者心靈深處的祝禱。

【推薦序一】一本初心，乳癌醫療界的福音　許居誠 主任　8
【推薦序二】乳癌治療路上，最溫暖的陪伴　吳雅玲 企業講師　10
【自序】生命驚滔駭浪，我陪你一起走過　廖國秀 醫師　14

Chapter 1

別怕，我們一起面對——消融候診長椅的冰風暴

很多癌症病人在治療過程中，可能會產生許多情緒，透過害怕、憤怒、哭泣等情緒宣洩，引發旁人的注意，歸根究柢其實是渴望被關懷。「別怕，我們一起面對！」來到我的診間，透過細心聆聽，融化候診室的冰風暴，找出病人的心理癥結，突破治療的盲點。

01 拜託醫師，救救我妹妹！　22
【治療路上，停看聽】乳癌的家族病史與迷思
【治療路上，停看聽】關於乳癌的十大症狀
02 失聯的裁縫老師，妳好嗎？　30
【治療路上，停看聽】乳癌診斷方式
【治療路上，停看聽】乳癌分期與存活率

目錄 Contents

03 天堂門外，尋找返家路的葉阿姨！ 37

【治療路上，停看聽】關於早期乳癌的五種分型

04 徐姐，我們一起對抗三陰性！ 44

【治療路上，停看聽】三陰性乳癌四種類型分析

【治療路上，停看聽】三陰性乳癌的治療新曙光

05 治療前，可不可以讓我生個寶寶？ 51

【治療路上，停看聽】乳癌的十大迷思

06 深夜護理站，也有蘇格拉底？ 59

【治療路上，停看聽】在懷孕期間，發現乳癌怎麼辦？

【白袍專欄01】乳癌治療路上的養成筆記——從疼惜奶奶的疼痛，到理解病患的需要 66

Chapter 2

關關難過，關關過——深夜病房裡的一場場好眠

門診病房的啜泣、深夜護理站的求救聲、病房裡的患難夫妻、新婚丈夫的眼淚、懷孕太太病情延誤、經濟困難的婆婆……，病歷上的每一個名字，除了是渴求治療的患者，還是誰誰誰的家人，每一個人的背後各自牽動著許多人的幸福。

身為一名專業醫師，不只醫治病人的疾病，更要防止悲傷的無限擴散。在這條漫漫的抗癌路上，儘管關關難過，有我陪你一起安然度過。

01 出家師父的慈悲，我的不捨…… 72

【治療路上，停看聽】口服化療藥，可以完全取代化療嗎？

【治療路上，停看聽】為什麼會有抗藥性？

02 醫生，我願意為人生再拚一次！ 79

【治療路上，停看聽】HER2 標靶藥物的種類

03 我的夢想，是為新人披上幸福的嫁紗 88

【治療路上，停看聽】治癌新氣象——雙標齊下再加化療

目錄 Contents

04 陳姐，祝妳生日快樂！ 97

【治療路上，停看聽】標靶治療，有分單雙？ 103

05 憂鬱這隻黑狗，讓我抱抱你！ 111

【治療路上，停看聽】乳癌患者焦慮及失眠的處置 119

06 趙媽媽，我們互相幫忙好嗎？ 126

【治療路上，停看聽】裝了人工血管，什麼事都不能做？

07 關於幸福的兩種樣貌

【治療路上，停看聽】乳房攝影，輻射恐影響健康？

【白袍專欄02】乳癌治療路上的進修筆記——
醫學是門藝術，精進之路不忘初衷

Chapter 3

術後的天空，幸福仍在——在今天看見明天的微笑

只要有治療就會對病情多一點點的幫助，對所有醫護人員來說，這是最大的心願，所以當遇到不想要治療的病患，我會多花些時間瞭解他們不願治療的原因，並且適時地調整治療計劃。

我經常對病患這麼說：「只要願意接受治療，就會有機會，我也會盡全力幫助你直到痊癒。」

01 我們一起去爬山 134

【治療路上，停看聽】乳癌與骨質疏鬆的關聯性

【治療路上，停看聽】認識癌疲憊

02 落跑空姐，放飛中！ 144

【治療路上，停看聽】乳癌復發的類型

03 二十年漫漫長路，與癌和平共處 152

【治療路上，停看聽】轉移性乳癌的新治療

【治療路上，停看聽】腫瘤指數高，就表示罹癌嗎？

目錄 Contents

04 我的太太，拜託醫師照顧了！ 162

【治療路上，停看聽】沒錢、沒人、沒資源？年輕癌友抗癌困境 168

05 現在的我，很漂亮！

【治療路上，停看聽】一定要把乳房全切掉嗎？

【治療路上，停看聽】乳房重建有哪些？該怎麼選？

【治療路上，停看聽】裝義乳，會增加罹癌風險？

06 查甫人，也需要看婦科？ 178

【治療路上，停看聽】男生也有乳癌，這五種人要當心！

【白袍專欄03】乳癌治療路上的關懷筆記——上醫治未病，日常抗癌做好三件事！ 184

推薦序一

一本初心，乳癌醫療界的福音

許居誠 康寧醫院婦女保健中心主任

認識國秀多年，我一直欣賞且信任他的巧手，任何在乳房攝影或是超音波偵測到的微小病灶，交給國秀定位手術組織切片，都可精確完整取得組織，獲得診斷。

診治患者無數，幫助重拾健康

國秀醫師多年來致力於乳癌的診療，專研乳癌的發展及變化，無論是手術或用藥都非常的精準，對於早期乳癌的各種分型、三陰性的變化也都能確實掌握，更不斷地精進乳癌最新的治療方法，十多年來診治乳癌患者無數，幫助他們重拾健康，享有新的生活……。

而今，他能將多年來在乳癌診治的專業及經驗，藉由實際的案例彙集成書——《白袍之心：乳癌治療路上的陪伴》，實為乳癌醫療界的一大福音。

此書不僅能幫助女性朋友對乳癌有完整且深入的了解，實現早期發現、早期治療，更重要的是讓病患面對疾病，有信心地接受完整的治療，同時對於醫學界在乳癌治療上能夠提供更多的參考及建議。

對於這位工作認真、待人親切、願意傾聽與幫助個案的年輕醫師，我非常高興能推薦給大家，並鼓勵國秀能一本初心，繼續服務更多需要診治的病患。

推薦序二

乳癌治療路上，最溫暖的陪伴

吳雅玲、新思維國際顧問有限公司首席講師

「別擔心，把手術及後續的治療，放心交給我！」這樣一句話，開啟了我與廖國秀醫師的緣分……。

治療路上，最安定的力量

七年前，我被確診得了乳癌，還記得當影像診斷科醫師對我說：「檢驗結果確定是惡性腫瘤，必須要做外科切除手術，我推薦廖國秀醫師……。」從檢查室走到廖醫師的診間，只需要不到三十秒的路程，我卻忘了自己走多久，以及怎麼走到的。

對我來說，這條路可說步步艱難，面對一連串的未知，內心只剩下滿滿的害怕及擔憂，驚魂未定地進到診間，才剛坐下來，眼前廖醫師親切的笑容，瞬間除去了我的恐慌，透過他充滿耐心的病情分析、治療解說，讓我不再感到害怕，也降低了我的擔憂。

走出診間前，廖醫師輕拍我的肩膀說：「別擔心了，手術及後續的治療，都放心交給我！」我這才真正放下心來。

此後，我歷經了三次手術、四次化療、三十三次放射治療，在這個漫長艱辛的治療過程中，廖醫師始終給我最安定的力量。

廖醫師總是像家人一樣，提供最好的醫護、滿滿的關懷，以及最溫暖的陪伴。他就是這麼一位專業誠懇、親切溫暖、視病猶親、仁心仁術的好醫師。

年過五十的我，生了這場病，讓我的生命中多了廖醫師這位「重要的恩人」，我覺得老天爺是公平的，讓我經歷病痛的同時，又送來一份最珍貴的禮物——最棒的廖醫師。

我真心相信「一切都是最好的安排」，如今的我，可以健康快樂地享受生活，積極正向地投入工作，心中只有滿滿的感恩——感恩家人給我滿滿的愛、關懷和陪伴，感恩老天爺派給我一位最好的醫師，提供最詳盡、最溫暖的「醫護」。

良醫相伴，白袍之心守護健康

生病是痛苦的，罹癌是無奈的，雖然我無法倖免於這場痛苦及無奈，卻幸運地能擁有一位良醫相伴，陪著我一起走過這條漫漫的抗癌路。

我相信，一定有很多女性朋友跟我一樣，有著可能罹患乳癌的擔憂，或是得知確診後的恐慌與無助、治療過程的煎熬，甚至是害怕復發的焦慮。但是，可能不是每位女性朋友都跟我一樣幸運，能夠遇到一位好醫師……。

尤其是看到周遭有許多朋友、學生，在治療過程中走了許多冤枉路、吃了很多苦，甚至因為太害怕而得了憂鬱症。

我真心希望能盡一己之力，幫助更多病友順利地走向預後的幸福天空。因此，在自己預後，持續地利用講師工作之便，在每一次演講分享的機會中，以過來人的身分告訴每一位女性朋友，不要害怕，只要相信醫師，好好地接受治療，我們一樣可以活得健康自在。

但是我畢竟不是醫師，也不夠專業，因此真切地盼望有更多人能認識這位「助我重生」的貴人，也是我心目中最專業、最誠懇、最溫暖的乳癌權威——廖國秀醫師。

而今，廖醫師透過實際的案例，和淺顯易懂的文字，將自己十多年來在乳癌治療的專研及經驗彙集成書——《白袍之心：乳癌治療路上的陪伴》，希望幫助更多女性，甚至是男性朋友都能一起更加認識乳癌。若是能更清楚瞭解乳癌的十大迷思，就可以更勇敢且有信心地面對檢查，以及接受專業完整的治療。

憑藉著廖醫師在乳癌領域的專業及經驗，此書一定可以幫助大家更明白乳癌的診斷、症狀、分型、治療等相關知識，也相信這份「白袍之心」，在乳癌治療的路上，能帶給大家最溫暖的陪伴。

自序

生命驚滔駭浪，我陪你一起走過

廖國秀 醫師

身為醫業一員：

我鄭重地保證將奉獻一切為人類服務；

病人的健康與福祉將為我的首要顧念；

我將會尊重病人的自主權與尊嚴；

我將堅持對人類生命的最高尊重；

我將不容許有任何年齡、殘疾、信念、族群、性別、國籍、政治立場、種族、性傾向、社會地位，或其它因素的考量，介入我的職責和病人之間……。

——世界醫學學會（ＷＭＡ）《日內瓦宣言》醫師誓詞

高中畢業那年，依著父親對我的期許，加上想要守護奶奶健康的心情，我選讀醫學系，踏上了醫者之路。

數理科是我的強項，曾經在醫學院求學過程中，想過如果當年選擇理工科，是不是會輕鬆一些？但是身在醫學院畢業典禮上，舉起手宣誓的瞬間，就此堅定地許下成為一名好醫師的承諾。

白袍之心，我懂你的苦

很多人問我：「為什麼要選擇一般外科？」我常開玩笑地回答：「興趣！」總是換來了驚訝的表情。

其實，「興趣」是認真思考後的回應，在於體認到「外科是最能迅速且有效解決病患疼痛」的方式，能夠懂得病患身上的苦，是我內心真切的堅持。

然而，外科的養成異常艱辛，當別人享受假日休閒生活的樂趣時，我時常要挑燈夜戰於冗長的外科醫學專業；當別人沉浸家庭溫情的時候，我會在房間裡練習各種縫合打結的技巧，為的是讓手指更靈活，讓自己未來能專業地站上手術高台。

甚至成為住院醫師後，老婆接連二次的生產過程，我卻身在開刀房，沒能陪在她身邊。連遠在南投老家的父母北上看我，也常常因為開刀緣故，沒能見上一面，兩老就要回南投了。（我常想，老爸會不會有一點後悔當初鼓勵我當醫生啊？）

小時候，一向是奶奶陪護著我，一路從國小、國中到高中，其中無法忘懷的是，奶奶一直為了退化性的膝蓋疼痛，深感困擾，屢屢因疼痛難當而暗自垂淚，青少年時期的我，不捨又無奈。

回顧當時束手無策的痛苦，也許就此埋下矢志成為一名醫生的想法，因此當我遇到茫然無助的病人時，會努力地想方設法，解除他們的疼痛。

有病患問我：「醫生，你怎麼知道我很難受？」因為「白袍之心」，所以我懂你的苦。

白袍之路，不斷精進的使命

執刀多年，最欣慰的就是看到患者康復出院，患者及家屬的一聲感謝，或是一張卡片，往往會讓我感動許久，這份觸動，常是我在手術台前的最佳動力。白袍之路，神聖使命督促著我不斷精進。

當然，偶爾也會有經過努力醫治，卻還是回天乏術的患者，著實也令我深感遺憾，然而這樣的遺憾，會令我回頭認真思考，如何為病患做得更多？

於是，我毅然決然投入乳癌的研究與治療，並於二〇一一年遠赴哈佛大學醫學院附設布里根醫院，專研進修乳癌治療。

近十年來，遇見無數的乳癌患者，從檢查的不安、擔心到得知確診的害怕與無助、手術過程的恐慌，以及化療、放射治療的煎熬，甚至是術後追蹤的焦慮和憂心，致使我想將自己逾十年在乳癌治療的專研及經驗，透過實際的案例及淺顯易懂的文字彙集成書──《白袍之心：乳癌治療路上的陪伴》，不只提供給女性朋友，也寫給男性朋友、家屬們，一起更加認識乳癌。

在擔憂罹癌的當下，病患、家屬們可以清楚地知道該如何面對檢查，甚至於如果真的確診了，應該如何接受治療，以及術後的保健評估。

這不是一本醫學教科書，只是一位乳癌專科醫師對於女性朋友及患者的關心，期盼透過這本書，將多年臨床專業的診療經驗，結合淺白易讀的案例故事，鼓舞更多無助且需要的人。

白袍之念，把時間留給愛

從求學一路到住院醫師，大部分時間都待在台北，家人則遠住南投，所以長期離鄉背井，讓我更加體認到家人的重要性。

我想到一句古話：「老吾老以及人之老，幼吾幼以及人之幼。」一心同此理，每份病歷表上的每一個名字，除了是渴求治療的患者，也是誰誰誰的家人，每一個人的背後又各自牽動著許多人的幸福。

於是，身為一名醫者，不只醫治病人的疾病，更要防止悲傷的無限擴散，希望把更多愛留下來。

感謝我的太太，從學生時代一路走到現在，陪著我度過許多風雨，依然始終相伴，九二一大地震成就了我的愛情；身為護理師的太太經過徵召前往幫忙，南投是我的老家，那時的我剛下部隊身為軍醫，當然義不容辭返鄉協助，因而開啟了一段美好姻緣。

在忙碌的執刀、努力深造的日子裡，也因為有她在背後支援，我才能沒有後顧之憂地前進，一如《日內瓦宣言》醫師誓詞所說：「病人的健康與福祉將為我的首要顧念」，作為我行醫的理念。

當意外事件發生，往往令人感受到生命的脆弱與偉大，疾病也是如此，此時身邊親友的協助與陪伴，會為其帶來面對的勇氣，以及走下去的力量。

「別怕，我們一起面對！」期許藉由《白袍之心：乳癌治療路上的陪伴》這本臨床紀實，用溫潤的醫診，善待每顆受傷慌亂的心，用人文的筆觸，傳達心靈深處的撫慰，陪伴病患走過每段風暴，協助打開身體的糾結，也幫忙修護人我關係。

「只要願意接受治療，就會有機會，我也會盡全力幫助你直到痊癒。」我常對病患這麼說。

這條癌症治療的路上，提供一個得以信賴的陪伴，讓我們把更多的時間，就留給愛吧！

廖國秀

【聲明】

本書基於真實案例，為顧及病人與家屬隱私，故事中的人物均為化名，相關情節、職業、背景都重新編寫呈現，如有雷同，純屬巧合。

Chapter 1

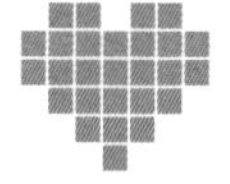

別怕，我們一起面對
消融候診長椅的冰風暴

很多癌症病人在治療過程中，可能會產生許多情緒，透過害怕、憤怒、哭泣等情緒宣洩，引發旁人的注意，歸根究柢其實是渴望被關懷。

「別怕，我們一起面對！」來到我的診間，透過細心聆聽，融化候診室的冰風暴，找出病人的心理癥結，突破治療的盲點。

這份善體人意的心理養成，是從醫人員需要具備的一環，更是串起醫病共進的關鍵。

01

拜託醫師，救救我妹妹！

「妳今天就要做穿刺，若是再拖延下去，不曉得有沒有把握可以幫妳！」
面對一個抗拒就醫的人，我心想，這確實是一個頗棘手的難題……。

姊姊曉清是我的病人，之前才幫她做過乳房腫瘤手術，術後病理檢查為良性。她的妹妹曉思，自從發現乳房有異常腫塊後，仗著自己沒有家族史，儘管內心一直隱隱不安，也礙於公眾人員的身分，不好公開出入醫院，就持續拖延到現在。

我的明星妹妹，竟兩度爽約

「曉清嗎？我是廖醫師，妳妹妹現在好嗎？」我關心地詢問。

「醫師……，她現在已經沒辦法走路了……。」電話另一頭傳來曉清哽咽的聲音。

「先別慌張，這幾天找時間把妹妹帶過來。」我心裡大致有了底，並趕忙給予安慰。

過年前，曉清才轉達妹妹想要來看診的念頭，我特意告知可以早上八點多先來醫院的婦女保健中心，我可以到那邊幫她看一下，記得約了兩次，結果都被放鴿子。最後，第三次總算是用親情攻勢把人給「求」來了。

通完電話的隔幾天，一位全副武裝的女生被推進診間，包著頭巾、戴著口罩，一只特大號的太陽眼鏡幾乎遮住了半邊臉，有點僵硬的肢體，對我微微點了個頭，無法看透她的表情。由於已經無法行走，判斷病情可能轉移了。

我先透過視診、詢問，再進行觸診，發現腫瘤已經吃穿皮膚，鎖骨和腋下都有腫大的淋巴結，起碼已經是第三期。

喊痛。

一碰就痛，從抗拒到接受治療

當我請曉思從輪椅移到病床上，準備進行超音波檢查，只要一有動作就頻頻喊痛。

「我不能開刀，但我不想死……。」曉思在病床上痛苦地掙扎。

「妳今天就要做穿刺，假使再拖延下去，真的不曉得有沒有把握可以幫妳！」面對一個抗拒就醫的人，我心想，這確實是一個頗棘手的難題。

「拜託醫師，救救我妹妹！」曉清雙手合十，用顫抖的聲音請求。

「可是，我不能接受乳房被切掉……。」妹妹曉思突然冒出這樣一句話。

「乳癌治療並不一定要做切除手術！目前的治療需要先定性，所以不一定得開刀，就算開刀也可以只做局部切除。首先，需要知道自己得到的是哪種乳癌類型、確認這一型有什麼特性，我才能對症下藥，因此，就算是標靶，也有那種不掉頭髮，而且又具有效果的標靶藥物。」我向她們解釋。

除此之外，乳癌最容易轉移的地方，就是骨頭、肝臟、肺臟、大腦，曉思沒有急喘、沒有出現黃疸現象，意識也很清楚，我判斷她應該還沒有到危急的階段，復原的機會很大。

最後評估曉思往返醫院不太方便，為了避免引起注意，就在穿刺完成的隔天，同意正式辦理住院。

治療順利，從坐輪椅到跑著進診間

理學檢查結果出爐，曉思屬於管腔型B1合併遠端轉移，適用二〇一九年納入健保的標靶藥物細胞週期抑制劑（CDK 4/6 抑制劑）。

我對她說，這種抑制劑需搭配抗荷爾蒙藥物，效果才會明顯。透過這個特殊的特效藥治療惡性腫瘤，不需要化療，也不需要開刀，但是得遵從醫囑按時服用藥物，一天吃三顆，吃三週休一週，一個月為一個治療週期。這次終於看見她帶著微笑地點點頭。

「醫生你看，我可以跑了！」曉思恢復原本活潑的個性，最初她是坐著輪椅到醫院，第三個月可以穩穩地走路，到第四個月已經跑進診間了。

「對不起，之前幾次爽約，還鬧脾氣……。」離開前，回頭對我致歉。

「沒關係，看見妳這次開心地跑進來，我比妳還高興！」

不管什麼原因，都不要諱疾忌醫！

透過這個故事，提醒各位先不要畫地自限、妄自猜測，一旦身體發生病兆，千萬不要諱疾忌醫，一定要趕快尋求專業醫療，透過正確的診療與判斷，才能抗病為先，避免病情持續惡化下去。

關於這類不願就診的病人，大多是害怕外型上的改變，可能是整個乳房的切除，或是掉髮而遭到異樣眼光，需要先考量到病人的心理層面。

深知病人從發覺身體有異，再到懷疑、驚懼，一連串的輾轉難眠，最後願意跨出求醫的那一步，內心的糾結已不下百轉千迴。此時，病人最需要的就是同理和陪伴。唯有得到病人的信任，後續的醫療過程才會順利。

因此，診間裡的我，自始至終都提醒自己，在每次問診中使病患接收到這份安心與同理心，透過溝通達到醫病互惠的治療關係。

故事中的曉思，顧慮到身為公眾人物，頭髮掉了上鏡頭不好看，也不能讓其他人知道病情，因而不願意到醫院治療。我理解每個人都有自己的難處，同時尊重這份對於工作的認真態度。所以，我向她說明目前就算是化療，也有不會掉頭髮、不用全部切除的方式，消除她的疑慮。

回頭來說，如果單純是因為身分或工作上的需要，此時應該要有所權衡，重新審視生活，把重心先放在如何養好身體，等到治療穩定後再展開新方向，這條路才能走得更長遠，你說是嗎？

治療路上，停看聽

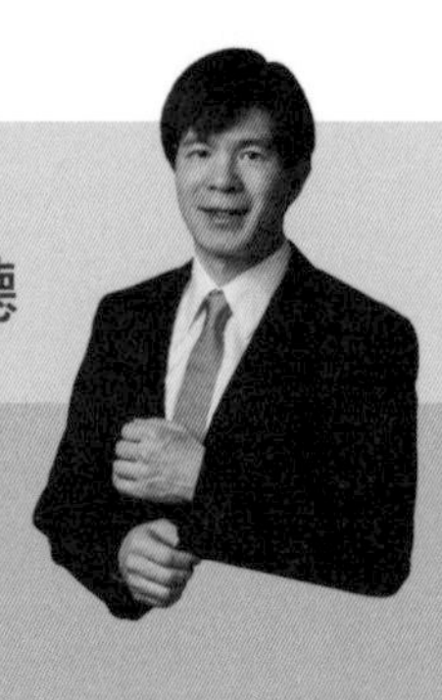

乳癌的家族病史與迷思

臨床上，有些病患會直接問我：「是不是我的家人有人罹患乳癌，代表我有很高機率也會得到乳癌？」或是：「家族裡的人沒有乳癌病史，所以我應該不會有乳癌！」

然而，以上的觀念都不夠正確。根據國民健康署資料統計，乳癌是女性好發癌症排名第一位，發生最高峰期約在四十五至四十九歲之間，但近年來有年齡下滑的趨勢。

乳癌的高危險群，包括：家族有乳癌病史（媽媽、姊妹、女兒）、一側乳房得過乳癌、得過卵巢癌或子宮內膜癌、未生過孩子或在三十歲後才生第一胎、未餵過母奶、初經早、停經晚、長期使用荷爾蒙補充劑等，以上這些人罹患乳癌的危險性相對較一般人稍高，但仍有大部分罹患乳癌的人沒有任何危險因子。因此，具有家族病史的人需要提高注意，未有家族病史的人，也要透過定期檢查。

關於乳癌的十大症狀

一般民眾可以自行在家檢測乳房的情況，透過外觀、觸摸、氣味等察覺是否有任何異狀，並進一步至醫療院所由專業醫師檢查，落實「及早發現、及早治療」的正確觀念，確保身體的健康無虞。以下彙整乳癌十大症狀：

一、乳房有不明腫脹或腫塊。
二、乳房感到略微或劇烈的疼痛。
三、乳頭有不明（帶血）分泌物。
四、乳房周圍的皮膚有潰瘍情況。
五、乳房四周有不明凹陷、雙側不對稱，或是形狀變化。
六、乳房周圍皮膚發癢，伴有長期濕疹。
七、乳房有破皮現象，且不易好轉。
八、腋下有不明腫塊，靜脈血管擴張及突起。
九、乳房有橘皮樣的變化，或不明紅腫。
十、乳房有不明潰爛，且散發明顯惡臭。

02 失聯的裁縫老師，妳好嗎？

為人師表的黃老師性格嚴謹，因為職業關係，習慣於發號施令。

一旦護理師扎針讓她覺得有點痛，就會嚴正說道：「不打了，以後也不來了！」

「怎麼等到現在才來就醫呢？」我關心地詢問。

「我平常要教課啊！」黃老師似乎不覺得是什麼大問題。

年約五十多歲的她是名國寶級的裁縫師傅，教課工作繁忙，疏於定期檢查，一直以為是因為撞到神明桌，導致的胸部血腫，所以才來門診換藥。

我一看不得了，腫瘤已經吃穿皮膚了啊！

滿腦子縫紉，放任腫瘤吃穿

黃老師早在十幾年前就患有大腸憩室炎穿孔，開完刀後預留一個大腸造口在身上，理論上放置半年就要關閉造口，恢復正常如廁，黃老師卻可以撐個十幾年都不去管它，從此處就可以知道她剛強的個性。

因為把全身氣力都投注在裁縫上，此時正處於事業最顛峰的時刻，而不願意面對自己罹患乳癌的現實。

「哎呀，怎麼會在這個時間點生病呢？」

對應態度自若的她，一旁陪同的兒女，神情卻相當緊張。

病理檢查確認黃老師的乳癌屬於管腔型B2型（也可以說是管腔HER2型），透過柔情勸說和親情攻勢之下，最後終於同意接受治療。

她先前已去過很多有名大醫院，結果都不了了之，為了避免她再度失聯，我和她的兒女說：「媽媽的情況需要趕快治療，要請你們定時把她帶來醫院！」

老師性格嚴謹，病房護士戒慎恐懼

「我幫妳申請了一百多萬的標靶藥物，治療一段時間之後，身體變好了，妳就可以專心工作了！」為了加強療效，採取標靶加上化療藥物的方式。

「好啦，好啦。」黃老師擺出長者風範，勉強擠出一絲微笑。

為人師表的黃老師性格嚴謹，因為職業關係，習慣於發號施令，住院打標靶的過程，一旦護理師扎針讓她覺得有點痛，就會嚴正說道：「不打了，我要走了！以後也不來了！」此時，我就會苦口婆心地安撫她的情緒。等到下回再來時，她就會特別指名那個扎針不痛的護理師。

除了讓護理團隊人員戰戰兢兢外，有時就連隔壁床病患如果不慎發出一些聲響，都會瞬間讓老師的心情變得不太美麗。因此，每逢老師住院的期間，我就得扮演居中調和的角色，才能讓治療順利進行下去。

藥物副作用，再度成落跑病人

等到完成第四次的療程，黃老師的腫瘤果然縮小許多，也不再流血了，她雖然也非常滿意，卻喃喃自語：「可是，我沒有體力教課……。」

就在大家沉浸在治療順利的喜悅，下一次治療日，她就失聯了。

半年之後，她才被兒女們送過來，傷口再度潰爛，趕緊回到治療程序。

我還對她說：「等到腫瘤全都消了，透過手術切除可以一勞永逸，順便幫妳把大腸造口關起來，重回舒適良好的生活品質！」她卻搖搖頭，不肯就是不肯。

等到傷口好了差不多之後，她又成了落跑病人。

這一來一往又是一年，期間打電話都拒接，她的兒女也沒轍了。

一想到我只能幫她到這裡為止，內心就不免感到悲傷……。

不管妳在哪裡，請記得來找我！

在臨床門診中，真的會遇到各式各樣的病人，像是故事中的黃老師，有著長者風範的威嚴與個性，就算非常關心、很想要幫忙，又不能強押著對方一定得來醫院，甚至好幾次成了落跑病人，難道只能莫可奈何？

每位醫師都希望能夠看著病人快樂出院（而非逃跑）、平安地回診追蹤，這個過程還是無法單靠醫療端的全心投入，也需要病人本身和家屬的配合，才能一起共同戰勝癌魔，找回健康。

故事中的案例，首要著墨於自己的教學（工作）上，所以不想要花太多時間在治療這一塊，她可能覺得：「既然好了就好了，就不要再來管我，等到我有問題，再來找你就可以了！」

世上就是有這麼執著的人，專心致志在理想的前路，連性命頭顱皆可拋棄，說起來也讓人非常不捨。因此，對於這類落跑病人，我也常常在心中呼喚著：「要記得回來，我都在醫院等妳！」

假使家中有這樣性格的病人，或是察覺自己有某種傾向的執著，在找回健康之前，什麼都要先暫時拋下，唯有身體好了，未來的一切才是真實的。

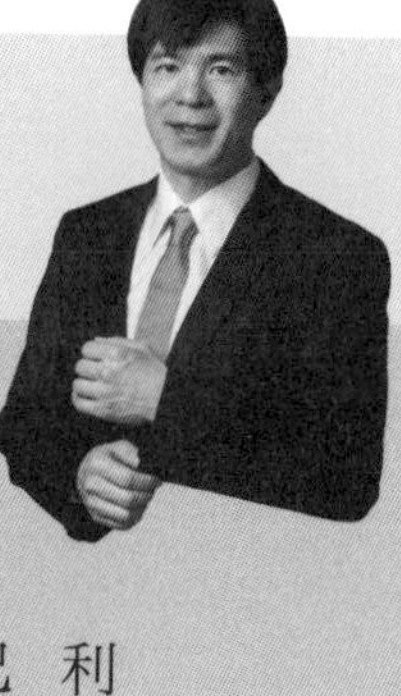

治療路上，停看聽

乳癌診斷方式

一、乳房X光攝影：被公認為可以有效偵測早期乳癌的利器，它能偵測到約半公分大小的病灶和顯微鈣化病灶，目前已經被歐美國家列為婦女癌症篩檢的必備項目，台灣健保署也在推廣四十五歲至六十九歲的女性每兩年一次的免費檢查。

二、乳房超音波：利用「聲波」檢驗乳房腫塊，是一種非侵襲性的檢查。適用於年輕女性與乳房密度較高的患者，因為沒有放射線的顧慮，所以孕婦也能做的檢查。

三、核磁共振影像：可與乳房X光攝影和乳房超音波互補。即便不擅長偵測鈣化病灶，但對於乳房軟組織方面的敏感度最高，因此建議使用於有家族病史的高危險群、乳癌基因篩檢是BRCA1、BRCA2的人。

乳癌分期與存活率

根據衛生福利部國民健康署資料指出，早期發現的乳癌，經評估可以不用進行乳房全切手術，採用局部切除病兆，加上放射治療的方式，而且五年存活率可達九成以上。

乳癌分期是依照腫瘤大小、有無腋下淋巴腺轉移，以及遠處轉移來進一步區分。若是能夠及早發現，可以及早治癒，存活率相對也會比較高。

乳癌分期	五年存活率
第零期	百分之九十九・七％
第一期	百分之九十五・七％
第二期	百分之八十九・一％
第三期	百分之七十二・三％
第四期	百分之二十五・七％

03

天堂門外，尋找返家路的葉阿姨！

葉阿姨透過化療加上標靶治療，成效良好，穩定控制癌細胞。然而，五年後遠端轉移至肝臟，更驚人發現，她的乳癌分型竟然變性了，最後還因為多重器官衰竭，在天堂門前走了一遭……。

「醫師，為什麼又復發了？」葉阿姨一臉哭喪的表情。

「妳這個不是復發，而是癌細胞轉移至肝臟，可能是這個部位的器官比較虛弱，所以腫瘤細胞才會跑到這裡來，先不要太過擔心，我幫妳安排檢查……。」我慢慢地解釋給她聽，同時希望她能夠安心治療。

胸部明顯腫脹，不想辛苦化療

葉阿姨一開始前來診間，幾乎就可以確認是乳癌了，除了乳癌患者具有的明顯症狀，像是胸部腫脹、流膿、散發特殊異味，加上為了包紮傷口，使得左右衣服不平均的狀態。

「醫師，我不想要承受化療的痛苦，有沒有其他方式？」葉阿姨起伏的情緒張力，讓一旁照顧的姊姊有些為難。

因為乳癌病理檢查為B2型，所以評估可以使用自費的化療和標靶藥物，成效良好，癌細胞被穩定控制住，治療過程也完全沒有掉頭髮，隨著療程結束，往後只需固定回診，她也恢復正常生活。

一次的追蹤，發現她的子宮有異狀，請她找時間再來醫院檢查，隔沒幾日她卻跑到另家醫院進行手術。

多重器官衰竭，天堂門前走一遭

「廖醫師，我妹妹在另家醫院瀕臨病危，可不可以請您過去看看她？」葉阿姨的姊姊來電，提到葉阿姨因為嚴重感染，引發多重器官衰竭。

當我前往探視的時候，她已經全身插滿管線，升壓藥也在一旁用上了，醫護人員的回答卻是「查無病因」，一條寶貴的生命可能會隨時走掉。

心想怎麼會這麼突然，不是取出子宮內疑似腫瘤的物體而已嗎？

葉阿姨的家人在情急之下，把她轉送回三總，期盼有進一步醫治的可能，進到加護中心後，趕緊照會各個專科，透過醫護人員的專業診治和藥物調養之下，整整一個月起起伏伏的病情，終於穩住了。

巡房時，她在半夢半醒的時刻，喃喃說著：「我好像去到一個白色的門口，但想著要回家，就走回來了……。」全身虛弱的她，對其他細節完全沒有印象，所幸只是虛驚一場。姊姊也在一旁破涕為笑，雙手合十對著上天虔誠膜拜。

濫用中藥，導致肝臟轉移？

瀕危事件發生後，也是乳癌治療後的第五年，追蹤檢查發現癌細胞遠端轉移至肝臟，更驚人的消息是，原先分型的B2、HER2陽性，竟然轉變成B1、HER2陰性。

「葉阿姨，妳的肝臟看起來不太好，好像有點肝硬化，妳有沒有吃些什麼東西？可能就先停一下。」我特別叮囑著。

「不會啦，那個中醫看很久了，不會怎麼樣！」她回答平時就有服用中藥的習慣。

因為臨床中有太多肝臟移植的病人，有些都是因為濫服中藥導致肝功能受損。果不其然，長期的肝臟損耗，致使癌細胞產生肝轉移。

後來回顧，那次的多重器官衰竭，應該也是肝臟功能損壞，白血球飆升、血小板急速低下所引爆的急性感染。

目前，透過細胞週期抑制劑（標靶藥），再搭配抗荷爾蒙的藥物，兩者互相使用，病情總算逐漸穩定下來了。

「廖醫師，讓您麻煩了，現在我可以回家了嗎？」她笑笑地說。

「可以，記得把自己照顧好喔！」一個微笑，就是最好的感謝。

恢復健康，安然返家

醫師當然都希望能治癒病患，然後讓對方安然返家。

然而這條返家之路，有時候不會走得那麼順利，中間可能會遇到許多波折，就像這位葉阿姨的乳癌治療後，卻因為未能考量到自身體質，長期濫服中藥，導致免疫降低，引爆多重器官衰竭，在病床上昏睡一個多月。

後來，也因為肝臟虛弱致使肝轉移，分型還產生變性——從陽變陰，只好再次回到醫院，所幸目前針對各種乳癌已有對應的治療方式，目前也穩定控制下來。

內心也持續地為她祝禱：「葉阿姨，希望妳能一直健康下去，我衷心期盼著……。」

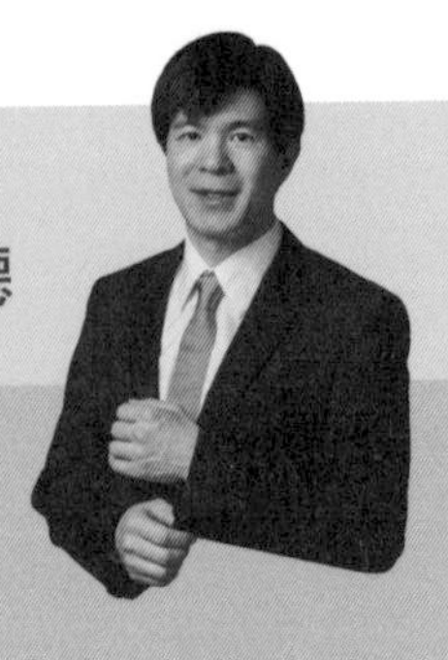

關於早期乳癌的五種分型

五種分型/標記			病理檢驗資訊	治療建議方向
1		A	HR 陽性、HER2 陰性、Ki67 低指數	荷爾蒙治療、化療
2	管腔型	B1	HR 陽性、HER2 陰性、Ki67 高指數	荷爾蒙治療、化療
3		B2	HR 陽性、HER2 陽性	荷爾蒙治療、化療、標靶
4	三陰性		ER 陰性和 PR 陰性、HER2 陰性	化療
5	HER2+		ER 陰性和 PR 陰性、HER2 陽性	化療、標靶

＊臨床上凡接受乳房局部切除手術，患者一定都需要接受放射治療，但如果接受乳房全切除手術的患者，則須依據病患乳癌分型、分期、個人臨床表徵狀況，進行個別化治療評估後，再由臨床醫師決定是否進行放射治療。

＊以上治療方式僅供參考，目前癌症屬於個人化醫療，依據每個人不同的疾病狀況，進行量身訂做的治療規劃。

＊病理名詞說明：

・HR（荷爾蒙接受體）包含ER（雌激素受體）及PR（黃體激素接受體）

・HER2（第二型人類上皮生長因子受體）

・Ki-67（細胞生長分裂指數）

04 徐姐，我們一起對抗三陰性！

「醫師，是不是這些努力都沒有效了？」徐姐輕聲詢問。

「妳辛苦了，我知道這個過程很不容易，關關難過，有我陪妳一起度過！」當我感覺她有了一絲放棄的念頭時，便趕快給予心理上的支持與鼓勵。

「廖醫師，我的白血球一直升不上來，是不是不能化療了？」徐姐一臉擔憂地望著我。

「目前的情況比較特殊，我們先施打白血球增生劑，再來看看好嗎？」我安撫她陷落的思緒。

「我會死嗎？」徐姐突然說了這樣一句話，空氣瞬間真空，她的面容因長期治療和失眠，呈現一種恍惚的疲態。

「先不要這麼想，我們一起想辦法！」我開始思索治療以外的其他可能。

和癌症搶時間，病人心生放棄念頭

徐姐其實是個非常聽話的病人，治療過程中，不論告訴她該做哪些療程、留意什麼飲食，或做哪些復健動作，她都非常積極地配合，儘管還算是早期，但是遇上了詭譎多變的三陰性乳癌，一切似乎就有了更多不確定因素。

她原本是我學弟的病人，開完刀後，學弟就出國進修，因為半年後再度復發，於是轉到我的門診來，再次進行腫瘤細胞的切除，隨後化療、放射治療，和癌症搶時間，卻一度因白血球低下導致治療停擺。

「醫師，是不是這些努力都沒有效了，我還要繼續下去嗎？」徐姐輕聲詢問。

「妳辛苦了，我知道這個過程很不容易，我們把該做的標準治療流程、需要把握的步驟都做好了，其他就用美好信念面對，關關難過，有我陪妳一起度過！」

幾經多番努力的治療，徐姐最終依舊不敵病魔地離開了。心中不免感嘆，三陰性乳癌在治療過程的頑強棘手外，更多的是對徐姐堅持努力，卻依舊無力抵抗的不捨之情。

心中不禁想對徐姐說：「我們一起打過那美好的仗了，妳真的是最棒的病人。」

同是三陰性乳癌，結果大相逕庭

于姐，同樣因為三陰性乳癌來到我的診間求診。她的先生是上市公司的大老闆，說怎樣也要找到最好的醫生、最棒的治療，疼愛太太的心意溢於言表，因此在某大醫院檢查完之後，不知道從哪裡得到的消息，輾轉就找上了我。

「我不想要全切，而且都不要化療、放射治療！」于姐斬釘截鐵地說。

「妳真的不考慮全切嗎？腋下、淋巴結也是具有高風險的地方。」站在醫師立場，仍要盡到告知責任。

于姐的腫瘤有五公分，卻要求保留乳房，其實不太妥當，因為深知三陰性的多變化特性，最好的做法仍是「根治」，有時候不是用錢就可以解決的問題，也害怕她會像以前病人那樣「臨陣脫逃」，只好先答應她的要求，等關係慢慢建立之後，再來勸說後面的療程。

在我幫于姐做完局部切除之後，她在未接受任何後續治療的情況下，逕自堅持接受免疫治療。回顧過往至今也長達五、六年了，期間也曾斷續回診追蹤，一切都相當穩定，這樣出乎意外的結果，就連我也替她感到開心。

本篇的徐姐和于姐都屬於三陰性乳癌，一位雖然屬於早期，而且積極依循標準治療，過程中出現許多副作用，病情還是急轉直下，另一位看似不按照標準程序，只做局部切除，卻透過免疫治療維持穩定性，至今已滿五年，算是脫離危險期。

然而，這只是屬於單純個案，並不能完全作為對照比較，只能說三陰性乳癌本來就比較特殊，除了正規療程之外，在與專業醫療團隊的討論及評估之下，甚至可以有其他的治療嘗試，懷抱正向信念，不放棄任何可能，都是為了再次找回健康的人生。

治療癌症的路上，每個人所面對的難題都各自不同，身為醫師的我只有盡力治療、用心陪伴，同時給予祝福，希望都能帶來真正療癒的力量。

治療路上，停看聽

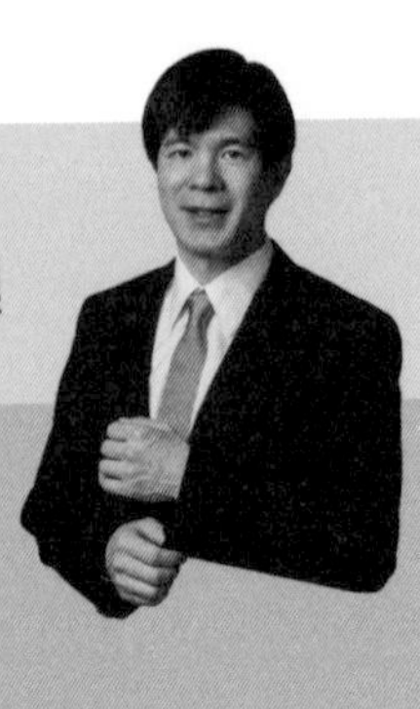

三陰性乳癌四種類型分析

之前有專家將三陰性乳癌分作六大類別，目前醫學界研究，普遍將三陰性乳癌依照不同型態，分成以下四種型態：基底細胞型（Basal-like）、免疫調節型（Immunomodulatory）、間質型（Mesenchymal）、管腔雄激素受體型（Luminal androgen receptor）等。

現在，末期 HER2 陽性乳癌和荷爾蒙受體陽性的乳癌，兩者都有特效藥，一個是採用標靶，一個則是採用細胞週期抑制劑，治療之後大多有長達五年以上的存活率，而且一半以上的病人都可以活得很久，乳癌就如同慢性病一樣，只需要與之和平共處。

所以當前只剩下三陰性的乳癌病人比較棘手，治療上的局限性相對較高，一則採用標準治療方式，持續控制；一則採用基因、細胞或免疫療法，加上新藥物的研發，都帶來相對性的治療因應，不失為另一種評估及選擇。

三陰性乳癌的治療新曙光

近十年以來，乳癌發生率不斷成長，其中最令人害怕的就是「三陰性乳癌」。

三陰性具有「大垃圾桶」特徵的疾病，什麼叫做「大垃圾桶」？目前還不知道這一類型的乳癌，到底還有什麼生物標記，只知道 ER 陰性、PR 陰性、HER2 陰性，就稱為「三陰」，未來若是有新的標記，也許又將發展成另一個名稱。

之所以被視為「最為棘手」的乳癌類型，正因為三陰性乳癌既沒有 ER 和 PR，也沒有 HER2 的接受體，所以病患無法採用荷爾蒙和標靶藥物，加上乳癌細胞的分化通常呈現高度惡性，腫瘤生長速度也比其他分型快上許多，一個月等同於一般乳癌三個月的進程，且早期、晚期的預後都比較差，尤其過去只能使用手術、化療的時候，存活率幾乎直接砍半。因此，許多人

◎ 治療路上，停看聽

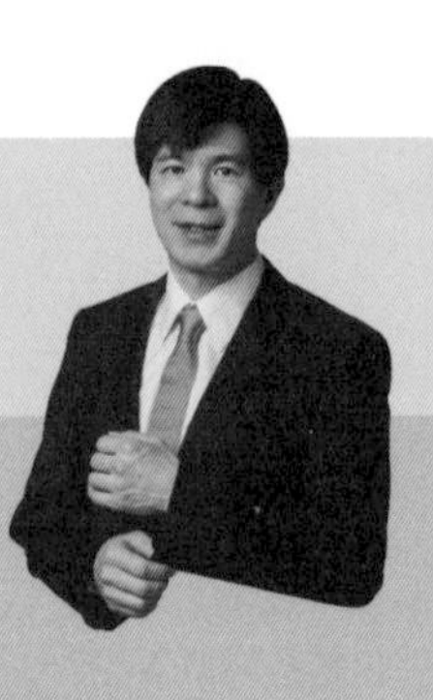

一聽到自己是三陰性乳癌，就會陷入絕望狀態。

但是隨著醫學的發展之下，加上近年基因學的進一步研究，如今已有細胞療法、PARP 抑制劑、血管新生因子抑制藥物、免疫療法及拓得利（學名 Sacituzumab govitecan／商品名 Trodelvy），帶來抗癌治療的新曙光。

05

治療前，可不可以讓我生個寶寶？

「廖醫師，可不可以不要治療了呢？」她說出這樣一句話，讓我詫異。「因為我們希望能有一個小孩……。」先生在旁邊答話，我突然就全明白了。

「好，你們趕快去生小孩！」我說完這句話，換他們詫異地看著我。

三十三歲的敏倩，才剛新婚沒多久，臉龐本該洋溢著幸福笑容，此時卻愁容滿面，站在身後的先生雙眼浮腫，看起來已經好多天沒有睡好了。

「廖醫師，我不知道為什麼我那麼年輕就罹癌？我可不可以不要治療了呢？」她說出這樣一句話，讓我不免感到詫異。

新婚即罹癌，一棒打碎生育夢？

「就因為妳還那麼年輕，現在治療應該很快就會穩定下來！」乳管型B1的她，差不多只是一期（腫瘤小於〇．五公分），我幫她做完局部切除後，傷後也復原得十分良好，不清楚為什麼要終止治療。

「因為我們希望能有一個小孩……。」先生在旁邊答話，我突然就全明白了。

「好，你們趕快去生小孩！」我說完這句話，換他們詫異地看著我。

我仔細評估了敏倩的年紀和情況，她可以不用化療，先進行放射治療即可，結束放射治療就可以預備懷孕，等到生育完成後，再來啟動抗荷爾蒙的療程。我對他們說，一些文獻也有記載和探討，生小孩也具有某種保護效果，懷孕期的女性可以藉此降低荷爾蒙的刺激，讓他們可以安心度過這段時間。

「廖醫師，這是洋洋，我的兒子！」一年之後，夫妻倆果然抱著一個可愛的寶寶過來，這次洋溢著喜悅的笑容，我看著也感染到那份幸福。

「醫師，謝謝您！」親手接過她先生遞上的彌月蛋糕，和一個大大的鞠躬，讓我知道夫妻倆慎重的感謝。

治療後因應，更年期提早報到

同時間，敏倩也正式進行抗荷爾蒙治療，服用諾瓦得士（Nolvadex）及同時每月施打卵巢停經針。

「妳還會想要再生小孩嗎？」我試探地問。

「一個洋洋就夠了啦！」她笑答。

由於卵巢功能抑制劑，跟打化療的效果有些類似，但是過程不會有特別不舒服的副作用，整體影響比起化療小很多，不過卵巢會正式「關機」，女性就會提早迎接更年期的到來，更年期也宣告可能會有停經症候群的出現。

若是沒有考量生育的問題，重點就會擺放在如何因應更年期的到來，以及如何讓它不要來得這麼快。

當然，透過減緩更年期帶來的不適，可能發生的疲倦、口乾、盜汗、失眠、心悸等等症狀，可以經由三個重點掌控：均衡營養、規律的生活與運動，加上維持良好的心情。

除了適當地補充相關營養，透過營養門診諮詢提供飲食方案，也可以搭配中醫輔助治療，平日規律的作息，養成良好的運動習慣，心情開朗，自然會反映在身體的舒適上。

「洋洋，我們回家囉！」每每看見夫妻倆帶著孩子，一起前來門診的畫面，互相關愛的眼神，診間突然就縈繞著夢幻的光芒。

內心默默祝福眼前的一家人，要永遠幸福下去。

少即是多，量身打造個人化醫療

目前癌症的治療越來越趨向於個人化，說起來就是依據每個人不同的疾病狀況，進行量身訂做的治療規劃。

雖然乳癌治療的藥物大致分為化療、標靶、免疫細胞週期抑制劑及抗荷爾蒙這幾大類，但在臨床治療過程中，需要運用哪些藥物搭配及其順序為何，會因為每個人的乳癌分型、癌期、需求及期望都不同，故無法一概而論，也就沒有所謂的統一標準流程。

所以回頭來說，這篇案例的敏倩也是考量到整體癌症情況，評估能夠暫緩後續的抗荷爾蒙治療，先完成傳宗接代的使命，再繼續進行療程，可說是非常幸運的事情。

另外，開刀手法也是如此，採取局部切除或是全部切除的治療模式，也會因為不同醫師而略有差別，仍要回歸到個人化醫療的層面，進一步思考，病人需要的是什麼？未來心理和生理的需求？因為這些都攸關到病人後續要不要再做治療，如何面對自己和生活。專業的評估之外，還要加入設身處地、人性化、有溫度的考量，是我給自己的期許。

因此，一個治療的決策，仍需要透過審慎評估，醫療上有所謂的「少即是多」（less is more），意思就是做得越少，反而越好，不是全部治療都做上一輪、全部藥物都吃過才是好的醫療，反而是符合個人化需求的方式，最為適切。

如今，這樣的觀念已經慢慢被很多人所認可與接受，我也期待透過分享落實個人化的醫療。

治療路上，停看聽

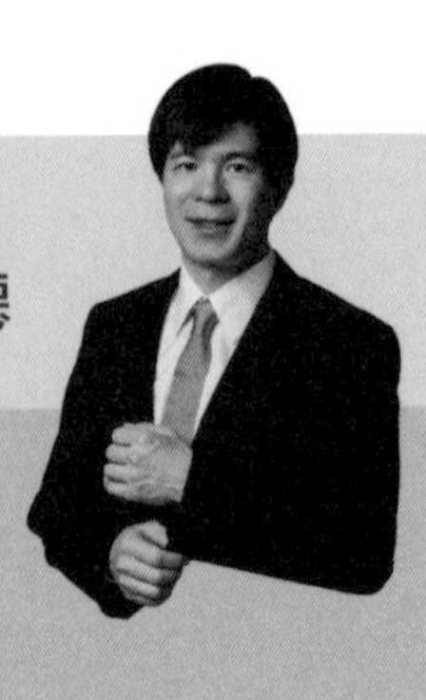

乳癌的十大迷思

以下彙整乳癌的十大迷思，透過正確觀念的分享，希望破除大眾的錯誤想像。

一、家族中有人得過乳癌，我才會得乳癌；家族中沒有人罹癌，所以就不用擔心。

☒錯！乳癌雖有遺傳基因，但後天的環境及飲食等習慣，也可能導致癌症，因此仍需要定期檢查，以確保癌細胞不作亂。

二、我還很年輕，不用擔心會罹患乳癌。

☒錯！現代生活為人類帶來許多潛在危機，癌症並非老年人的專利，各種癌症已有年輕化趨勢，需要定期做好健康檢查。

三、如果被診斷出來得了乳癌，我就必死無疑！

☒錯！醫學科技進步，目前癌症經過妥善治療，存活期長，已經可以視為一種慢性病。

四、罹癌至今已經超過五年，所以我的乳癌不會復發。

☒不盡然！治療後仍需留意生活習慣，除了日常中保持身心靈的舒適自在，也不可輕忽可能危及健康的因子。

五、化療會讓我嘔心，會一直不斷的嘔吐，去掉半條命。

☒錯！化療屬於癌症治療中頗具療效的方式，透過正規療法能夠穩定控制癌細胞，進而戰勝癌症，過程中的諸多副作用都有相對應的緩解之道。

六、草藥偏方、運動，和營養補給品，就可以治療乳癌。

☒錯！癌症治療仍以正規療法為主，相關的輔助療法只能由專業醫師評估，或是作為搭配，千萬不可誤信偏方，延誤就醫。

七、我的乳房攝影結果正常，就不必擔心會罹患乳癌。

☒不盡然！除了乳房攝影之外，還有乳房超音波，甚至核磁共振，視需要來評估檢查的方式，早期發現，早期治療。

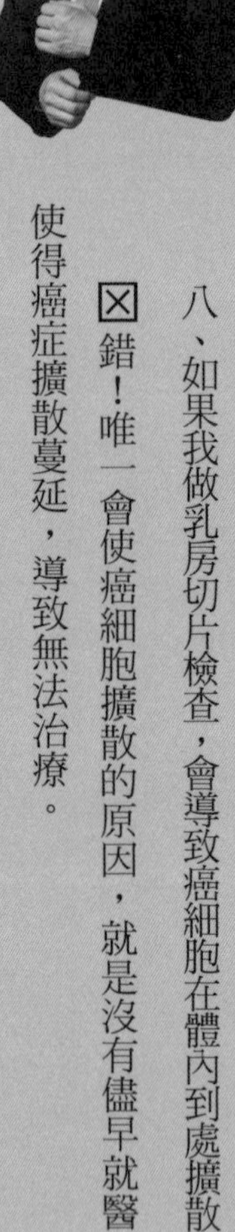

治療路上，停看聽

八、如果我做乳房切片檢查，會導致癌細胞在體內到處擴散。

☒錯！唯一會使癌細胞擴散的原因，就是沒有儘早就醫，使得癌症擴散蔓延，導致無法治療。

九、得了乳癌，一定要全部切除，才比較不會復發。

☒錯！目前研究統計，局切與全切與存活率並沒有相對應的關係。目前癌症治療屬於一種個人化（量身訂做）的醫療，是否局切或全切，仍需要由專業醫師來進一步評估，並與病人的需求討論後，才能做出最為適切的決定。

十、乳房切除後，手部一定會腫起來（淋巴水腫），一輩子都好不了。

☒錯！淋巴水腫與腋下淋巴結清除多寡，也與放射治療有關，因為淋巴系統受到破壞。目前淋巴清除手術大都只做前哨淋巴，較過去傳統淋巴清除術破壞性小許多。術後搭配復健運動，留意往後不提過重的物品，就可以避免淋巴水腫。

06

深夜護理站，也有蘇格拉底？

「廖醫師，我可以留下寶寶嗎？」因為懷有身孕，小蘇害怕治療會影響到腹中胎兒。

不過腫瘤已經吃穿出來，加上HER2陽性的腫瘤進展比較快速，我有些為難地告訴這對夫妻，還是要同步進行化療……。

「你要學會拋開腦中沒用的東西，……人生是個謎，別浪費時間想破頭。」《深夜加油站遇見蘇格拉底》裡面這句話，也許可以做為此篇的開頭。

哲學家喜歡辯證，屬於思考派，懷疑一切，對於認定的信仰，卻奉行不悖。

不過，若是把堅持用在不對的地方，可能就不是哲學命題，而是對健康的莫大危機了。

拒絕化療，只因想要留下寶寶……

回過頭來說，如果深夜加油站都能遇見一位哲學家，那麼我在深夜的護理站遇見蘇格拉底，應該也就不會太奇怪了。

她叫做小蘇，透過婦產科醫師轉介過來的三十歲年輕女性，一開始發現 HER2 陽性原位癌的時候，並不願意接受治療。

「廖醫師，我可以留下寶寶嗎？」因為懷有身孕，小蘇害怕治療會影響到腹中胎兒。

「醫師，我們有查閱很多文獻，太太應該可以等到引產後，再來治療也不急！」先生在一旁也焦急地插話，夫妻倆都是高知識份子，認為自己讀過相關資料，已經知道很多治療細節。

不過腫瘤已經吃穿出來，加上 HER2 陽性的腫瘤進展比較快速，我有些為難地告訴這對夫妻，還是要先進行化療，評估不會影響到胎兒，然而護子心切的他們還是選擇暫緩治療。

胎兒未能留住，治療前路曲折

好不容易等到足以剖腹引產的時候，卻因為種種因素，最後還是沒能留住孩子。

「不，讓我先做完月子再說。」虛弱的她，歷經產子與失親的痛苦，一臉傷心疲憊，對於癌症治療的先後順序，依然十分堅定。

「妳還要拖延下去嗎？這樣反而是在傷害妳的身體啊！」儘管不斷地勸說，眼見胸前腫瘤已經流血又流湯了，先生竟然也同意先讓太太休息一段時間，再做打算。

一個多月後前來門診，卻表明不做化療，只願意標靶治療，後來同意採用四種標靶藥物，兩種內服再搭配施打兩種針劑（賀疾妥、賀癌寧），儘管其中一項可以幫忙申請，但其他則需要自費，不到一個月就花費了將近七十萬。

「廖醫師，我太太怎麼會這個樣子？是不是藥物出了什麼問題？」第一次打完後半個小時，就表示吸不到空氣，心臟彷彿快要停止。

「剛剛那位護理師太粗心了，過程中都沒有好好留意才會變成這樣……。護理師，妳應該要這樣、那樣……。」她先生一邊責怪護理人員不夠細心，一邊嚴格要求應該要怎麼做。

根據專業評估，可能是心理上過度緊張，醫護團隊只能不停地安撫。後續只要是小蘇前來治療的日子，都要折騰上一整夜，各個值班護理師莫不神經繃緊。

出現異質性反應，化療、放射治療齊下

「醫師，我縮小的腫瘤上面長出一顆一顆紅紅的斑點！」施打到第四次，小蘇對我說。

治療過程中，她的腫瘤有慢慢變小，情況看似有所好轉，不料後續再度冒出來。

由於癌症屬於異質性，若是只採用標靶藥物，HER2 陽性的腫瘤細胞被壓下來了，非 HER2 陽性的腫瘤細胞卻冒出來，所以一定要加入化療，整體治療效果也會比較好，小蘇這才勉強接受。後來，每個禮拜開始執行化療，同時搭配放射治療，卻在某次深夜發生大出血，壓制不住血流的護理師，趕緊跑來求救。

此時的皮膚就像軟爛的豆腐一樣，施力不當就會脆化，我透過八字縫法，一針一線輕柔地把傷口順利縫合起來，同時止住了一顆顆驚慌失措的心。

走走停停，人生嘎然而止

「廖醫師，我不想要打了，我們要回家過年！」時間轉眼來到了歲末，小蘇夫婦再度拋出震撼彈。

由於心意已決，再怎麼苦口婆心也說服不了對方，心中只有不斷地祈禱一切平安。

過完一個年後，本來可以自行走路的小蘇，卻被先生推著輪椅進來門診，虛弱地說著自己頭暈得厲害，心想大事不妙，這回恐怕是腦部轉移了。

透過檢查，證實了這份猜想，馬上安排「立體定位」放射手術，進行光子刀（X-knife）顱內治療，慢慢地才控制下來。

「現在已經有所好轉，要不要趁勝追擊，讓病情更穩定一些？」然而好景不常，小蘇夫妻的念頭反覆，稍微好一點的時候又想暫緩治療，就在我前往日本開會一週時，她突然癲癇發作，緊急從家中送到另家醫院，這次卻再也沒有回來了。

我在返台的機場接到這個消息，日本當時正好颳起颶風，吹得我步履蹣跚，一段路只好停停走走，但醫治病人的前路，時刻提醒著我不能耽誤。

癌症治療可以辨證，但不能拖延！

小蘇的治療才剛滿一年，這段歷程讓我不斷想到《深夜加油站遇見蘇格拉底》「人生是個謎」這句話，但就算如此也千萬別浪費時間，我們可以合理懷疑，卻不能停止前進。

透過這個案例主要是想分享，現今網路資訊發達，加上教育普及化，許多人在身體出現狀況後，往往會進一步搜尋文獻資料，也因此更加瞭解疾病的治療細節及問題所在，確實是一件好事。

不過，有時候當查找的資訊過於片面，或是解讀上有所偏差，就容易影響到實際就醫的面向，甚至如同故事中的小蘇夫妻，對於治療方式固執己見，不願意聽從專業者的建議，每當病情有所起色了，就又馬上停擺，來來回回導致病況加劇。

臨床上若是遇到類似這麼有主見的病人，只能持續不斷地勸說，盡力做到一名醫生該做的、可以做的職責，等到他們願意敞開心扉傾聽、接受，一切就都值得了！

治療路上，停看聽

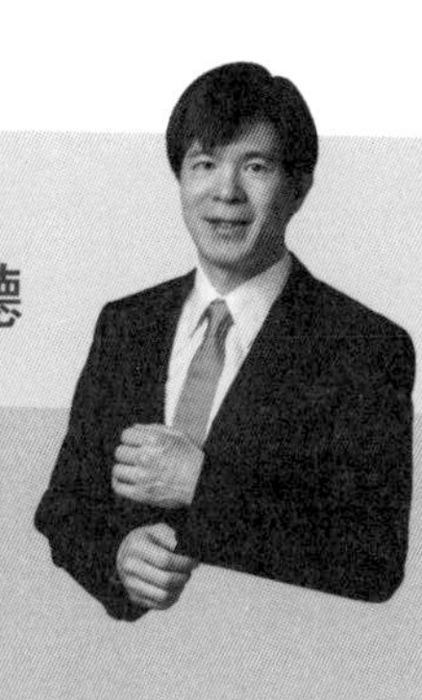

在懷孕期間，發現乳癌怎麼辦？

也許有人會有這樣的疑問，為什麼已經懷孕了，卻不能暫緩治療，等到生完小孩再執行療程？

懷孕期乳癌的預後，較一般乳癌難處理，預後也較差，治療上也要根據懷孕產期及病患需求來做決定。

基本上，化學藥物都有一定的毒性，為了殺滅癌細胞，往往是必要之惡，但癌細胞被消滅了，也將連帶地傷害了生殖細胞，以及荷爾蒙系統的正常運作。

其中，治療的時間長短、次數、年齡等，也有影響程度的差異，部分毒性較高的藥物種類，確實也會更容易使生殖系統受到損害。但目前仍有因應的方式及措施，懷有傳宗接代夢想的癌症患者最後順利產子，臨床上已有頗多成功案例。

若是罹癌時已經懷有身孕，或是治療後想要生育的人，若想提前進行冷凍精卵與胚胎的保存術，可進一步考量及評估。

白袍專欄 01

乳癌治療路上的養成筆記——從疼惜奶奶的疼痛，到理解病患的需要

還記得第一次上醫學院的骨科課程，幻燈片呈現一位打球擦撞而跌倒，造成小腿骨開放性骨折的案例，看到整個外露的傷口，似乎可以感受得到那份椎心的痛楚。

那時，我便想到我的奶奶，那受盡退化性關節炎所苦的日日夜夜……。

聚焦整體治療，奠定自己成為醫師的模樣

在我還沒進入小學，一路到國小六年級的這段時間，大部分都是奶奶陪著我，那時候無憂無慮的歡笑場景，是我最快樂的時光。

上學後，奶奶的關節疼痛益發嚴重，卻還是忍著一小時的路程，每天陪我從鄉下的家走到學校，看著她因為膝蓋抽痛而落下眼淚的神情，令我的內心非常不捨。

因為這段陪伴歷程，使我更能感同身受別人的疼痛，進而希望幫忙減輕這份難受，找回病患最初的笑容，這份信念使我朝向醫者之路邁進。

我發現，外科可以立即見到效果，譬如發生骨折或是退化性關節炎，替病患進行手術之後，大多能得到立即的改善，緩解症狀。但是，開完刀之後的照顧復健呢？有時候可能就沒有繼續追蹤下去了。

相對來說，乳癌就是從術前篩檢評估，到檢查、穿刺，再到開刀、化療、放射治療等，一路到後面的追蹤保養，是一個連貫性的醫療程序，等於是幫病人從頭到尾做一次完整的把關，也傳達出了關心、安心與放心的信任感。這種聚焦整體醫療的視野及模式，是我自己期盼的醫師樣貌。

實習階段，毛遂自薦跟刀觀摩

實習醫師階段，是一個相當重要的訓練環節，在此期間可以扎穩腳步、培養基本功，一路慢慢走過外科醫師的養成史。

在邁向手術台，精準執行開刀手術之前，需要經過不斷地練習，跟刀當然是一個最好的時機。因此，只要遇到有手術，就算是深夜的時段，都會親自向資深前輩醫師毛遂自薦，透過親臨現場，多多觀摩與學習。

「病人已麻醉完成！」一鋪上綠色無菌單，主刀醫師戴好無菌手套，站在手術台旁，準備劃下第一刀。旁邊則有麻醉醫師、總醫師、住院醫師、實習醫師、護理師等，每個人各司其職。

大家齊聚心力，共同把一件事做好的感覺，令我相當振奮，這份使命無形中鼓舞著自己，期許更加精進刀法、縫合等一切手術細節。

為了縫好傷口，徹夜不眠的練習

身為一名專業的外科醫師，除了手術中的動刀講求精準之外，術後的縫合也是一個考驗功力的關鍵。

所以為了正式上場之前，能夠完成主刀醫師在術後賦予的重任——縫合，我都會利用時間勤加練習，只為讓整個流程更熟練，讓夥伴們信任這份合作關係。

關於縫合並非直接把皮膚縫起來就好，一針一線來回之間，需要運用很多技巧，而且視臨場狀況會有不一樣的姿勢，有時站著，有時彎腰，有時趴著，若是不夠細心，縫得參差不齊，傷口就容易裂開，或是說縫合得深淺不一，導致一邊高一邊低等等。為了避免這種情況發生，唯有不斷琢磨精進，才能提供病人最好的醫療與照顧品質。

「縫」是一個動作，就跟投籃一樣，會不會進球還是其次，重點是那個姿勢必須相當熟練，常常一練習，一個半夜就這麼過去了。因此，一開始縫得不好沒有關係，只要順手了，後面就會自然而然地完成，甚至是完美縫合。

我常常思考，如果連這樣的基本功都做不好，以後怎麼照顧好病人呢？又如何提供良好的治療品質？因此，我在這些基礎訓練下了極大的苦功，而且還從中獲得滿滿的成就感。

有一位來台灣旅行的五十多歲歐洲婦女，碰巧因為盲腸炎送進某間醫院治療，非常順利地完成手術，而且復原良好。

「你們的醫療服務真的超好，非常有效率，可是我為什麼最後多了三個肚臍？」有次碰巧來到我的門診，分享了這件事，正凸顯出了基本功不夠扎實的問題。

若是縫肚子都縫不好，以後若是要縫內臟或重要器官，也發生這樣的紕漏，那就不是三個肚臍，笑一笑就可以過去的事了！

身為醫師，我期許把每個腳步站穩，不只是理解病人的需求，還能夠設身處地疼惜病人的難受，化作實際的醫療予以協助，才能真正無愧於身上所穿的白袍，以及白袍下的那顆醫者之心。

Chapter 2

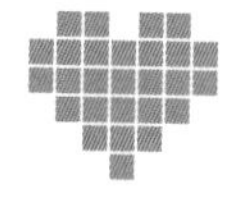

關關難過，關關過
深夜病房裡的一場場好眠

門診病房的啜泣、深夜護理站的求救聲、病房裡的患難夫妻、新婚丈夫的眼淚、懷孕太太病情延誤、經濟困難的婆婆……，病歷上的每一個名字，除了是渴求治療的患者，還是誰誰誰的家人，每一個人的背後各自牽動著許多人的幸福。

身為一名專業醫師，不只醫治病人的疾病，更要防止悲傷的無限擴散。在這條漫漫的抗癌路上，儘管關關難過，有我陪你一起安然度過。

01

出家師父的慈悲，我的不捨……

「如果治療斷斷續續，癌細胞容易培養出抗藥性。」我對她這麼說。「沒有關係，一切都是神明的意思。」師父把任何事都歸結到一個至高無上的存在，旁人似乎很難再多說什麼……。

「師父，您是哪裡不舒服呢？」

「沒什麼大事，只是這裡需要換藥。」從南部遠道而來的師父，用手比了一下右邊胸口，語氣平緩地說著。

當她走進診間的時候，我就發覺有一邊胸部特別腫大，依照過往經驗，實情應該沒有這麼風平浪靜。

十分鐘換藥過程，終讓師父信服

面對吃穿出來的腫瘤，一般護理人員恐怕無法避免慌亂的大失血，這種情況下，我都會更小心地為傷口包紮與處理。

透過嫻熟細心的包紮、加壓等技巧，不到十分鐘的換藥過程，不只做好傷口清潔，還能免於失血與過度疼痛。

「哇，真是了不起！」全程默不作聲的師父，最後露出一抹微笑。

「你是所有幫我換藥，完全都沒有流血的醫生！」心頭終於放下對我的懷疑。

根據病理報告，六十多歲的師父屬於Ａ型，我對她說：「做完化療一段時間，等到腫瘤縮到很小之後再手術切除，這樣就能一勞永逸。」她的表情就像菩薩一般，既沒斷然拒絕，也不果決答應。最後在護法的勸說下，勉強開始接受療程。

忙為他人誦經祈福，自己卻有性命之憂

由於幾次化療產生了正面效果，後面有段時間因為開始巡迴法會一度失聯，再見到師父，我對她說：「我很想幫您，不過斷斷續續的治療，癌細胞容易培養出抗

藥性的細胞！」

師父身為廟方住持，信眾有好幾萬人，一旦展開法會，每天站在講經台上引領各方信眾祈福，往往就是好幾個鐘頭，體力不可或缺，於是婉拒了後續治療。

「沒有關係，一切都是神明的意思。」師父把任何事都歸結到一個至高無上的存在，旁人似乎很難再多說什麼。

我曾問過她的隨身護法：「師父過去怎麼都沒有好好定期治療？」

她委婉地說：「當然要低調一些，不然被知道了，恐會影響信徒的觀感。所以之前都只有吃口服化療藥，勉強撐著身體……。」聽完這樣的回答，只有搖頭大嘆，這樣的錯誤觀念到底害慘了多少人？

切除病兆後，中斷治療

在一年多的密切追蹤下，師父終於完成六次化療，腫瘤明顯縮小，隨後進行局部切除病兆。

手術相當成功，師父非常滿意，自認為療程到此結束，不願意再接受任何治療，連化療藥也不願意吃了。

「您不做後續治療，至少口服藥物要繼續吃。」我關切地說。

「吃藥讓我覺得很不舒服！沒關係，神明會給我力量。」師父竟淡淡地回答，然後瀟灑地走出去。

不到一年，師父再次因為復發來到診間，當我又提到切除、化療、放射治療等相關治療時，她就擺擺手。後續開給她的口服藥，她也完全沒有吃。

「您這樣會惡化得非常快……。」身為一名醫者，再怎麼苦口婆心的叮嚀都不嫌多。

「這樣就好，這樣就好。」對方終是關上了大門。當我意識到，可能再也幫不上一點忙的時候，不免有些沮喪。

一段時間之後，我輾轉聯絡上護法，得到師父圓寂的消息……。

生死聽天，找回健康由自己

面對這類特定專業背景的人士，把全副精神都寄託在信仰上面，有時候確實難以撼動他們的想法。

我由衷敬佩師父從容看待生命的態度，擁有豁達的人生觀當然很好，但接收並聽從正確的醫療觀念也很重要，若是師父能夠多活幾年，是否可以傳布更多的佛法，慰藉更多的信眾呢？

此外，有些病人可能誤信偏方，誤聽化療會更快導致死亡，嚴正拒絕正規治療，反而錯失治療的先機。

如果你問我，世界上最好的醫療是什麼？恐怕很難有制式的答案。但在科技與醫學的持續進展之下，由醫護團隊共同診斷評估專屬個人化的醫療方式，目前仍是對病人最好的做法。最後想再次強調的是：「生死聽天，找回健康與否，全由自己。」

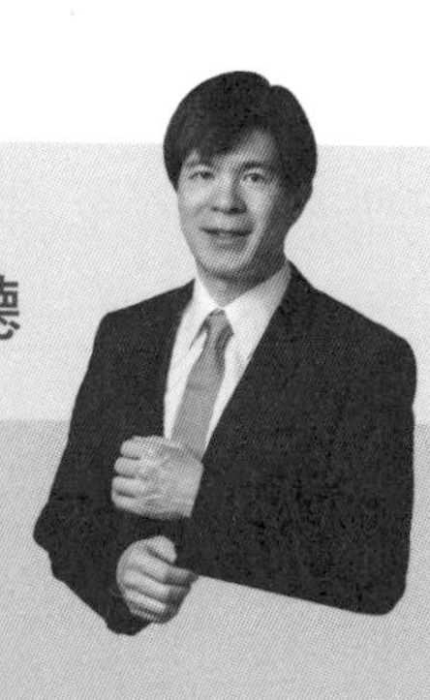

治療路上，停看聽

口服化療藥，可以完全取代化療嗎？

有些人可能會因為害怕住院、恐懼治療的副作用（掉頭髮、癌疲憊等），所以希望只用最簡單的方式，採用口服化療藥物，但是乳癌評估有分型，針對各種型態有相應的治療模式，單單服用口服化療藥，並無法發揮最好的效益，而且有些標靶治療並不會有太嚴重的副作用。

這些都是臨床實例累積下來的成果，對病患最有效益的做法。假使只是因為心理上的恐懼，就拒絕相關療程，也會影響整體療效。

為什麼會有抗藥性？

這裡試著舉一個例子，假如第一代抗生素對於某種細菌可有效壓制，存活下來的細菌培養出抗藥性，這時就要發展第二代抗生素，才能對它起作用；又再存活下來的細菌，就要第三代抗生素才有效，一直發展成超級細菌，所有抗生素就無法發

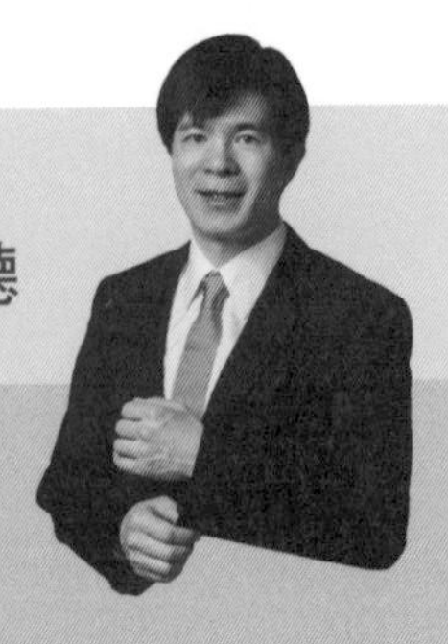

揮效用了！

癌症也是一樣，在未有規律治療的前提下，致使血中藥物濃度未能達到控制癌細胞的狀態，癌細胞因此持續發生突變，最終導致對於化療或標靶藥物產生抗藥性。此外，長期治療的病患也可能會因腫瘤細胞突變，造成不如當初有效的情況。

02

醫生，我願意為人生再拚一次！

「廖老師，我們決定繼續拚，反正我已經走過一次的生死關，我相信這次還是會挺過來的！」自從上次的腦部手術之後，張老師的記憶力變得有些混亂，對我的稱呼從本來的「廖醫師」變成「廖老師」，到最後出現了各種稱呼，但不變的是她對生命的堅持。

剛下完連續一週的雨，在室內待得快要發霉了。門診前的空檔，我決定到醫院外的花圃走走，看見前方是一對老夫妻，兩人手牽著手在散步，剛下過雨的路面很滑，老爺爺一邊扶著點滴架，一邊嘮嘮叨叨地提醒老奶奶別摔著，黃金色的夕陽灑在兩人的身上，形成非常溫馨的畫面。

「啊，廖醫師，你也來散步啊！」老爺爺似乎餘光瞥見我，轉身跟我打了個招呼。

「對啊，最近一直下雨，身體都快發霉嘍！」我笑笑地說，「等一下門診見。」

完全反應，癌細胞都消失？

這位病人是一名退休老師，她來找我的時候，已經是乳癌 HER2+ 型末期了，所以先讓她做化療，至少先讓癌細胞範圍縮小，但沒有想到再次檢查的時候，癌細胞幾乎看不見了，我們在臨床反應依照腫瘤縮小的程度分為完全反應（腫瘤消除）以及部分反應（腫瘤對治療有反應，但未完全消除），而張老師的狀況則是屬於「完全反應」，這種的預後也會比較好。

儘管轉移的癌細胞已經被消除，還是得將病灶徹底清除，於是開刀後進行標靶治療，這個案例距離今天已經是十年前的事了，那時正好遇到新標靶藥物的出現。

「張老師，現在又有一個新的標靶藥物，用雙標靶方式來治療，可能會更有效果。」雙標靶治療可以更有效地將癌細胞殲滅，因此張老師與她的先生討論之後，同意了治療計劃。自此，她從第一代的賀癌平，到後來的賀疾妥、賀癌寧都使用過，由於之前她有過完全反應，因此我對於她的病情是抱持著樂觀的態度，然而，生命都是無法預料，張老師突然間昏迷不醒……。

再次見面，竟是在加護病房

「阮某現在在加護病房，醫師說可能活不了……。」原來，張老師突然在家昏迷，幸好當時先生也在家裡，及時將張老師送到醫院進行手術。

「別擔心，有你在這裡一直陪著她，我相信張老師會努力醒過來的。」當知道張老師的事情之後，只要一有空檔，就會到神經外科加護中心探望，陪著先生聊一聊。

「廖醫師，原本發現癌症時已經是末期了，我們也掙扎了很久才決定要治療試試看，當知道癌細胞都消失的時候，我們兩個還高興了好久……，但沒想到現在她會躺在這裡。」先生緊握雙手，身體有些顫抖，「醫師也有跟我講過情況不樂觀……。」

從醫的這些年，遇過不少生老病死，隨口都可以說出安慰的話，但我還是選擇默默地陪伴。

後來，輾轉得知張老師已經痊癒，出院好一陣子了，內心真是替她開心。

癌細胞轉移，肝指數飆高

「廖醫師，還要繼續打標靶吧？」某天在診間，正在等待下一位的患者，門一被打開便聽到這麼一句話。

我還想說是誰這麼大膽，直接自行決定治療計劃，一抬頭卻是許久不見的張老師，她的先生推著她走了進來。

「張老師，最近還好嗎？」坐在輪椅上的張老師顯得有些消瘦。

「最近她的肝功能指數變高，不管吃了肝藥還是保肝丸，都沒有辦法讓指數下降。」

「肝指數下不來有兩個原因，一是之前敗血症腦部開刀之後尚未痊癒，二是肝腫瘤導致的肝功能異常。」雖然我認為可能是肝腫瘤造成的結果，還是讓張老師做更進一步的檢查。

之前因為腦部手術，化療和標靶治療全部停擺，癌細胞因而轉移到肝臟，導致肝臟功能指數達一百多，即便吃了藥還是沒有用。

「廖醫師，我該怎麼做？還要繼續治療嗎？」

「我的建議是繼續治療，現在的醫療科技發展，會等到更有效的藥物出現，你們可以回去討論。」我說。

我願意再拚一次！

「廖老師，我們決定繼續拚，反正我已經走過一次的生死關，我相信我這次還是會挺過來的！」自從上次的腦部手術之後，張老師的記憶力變得有些混亂，對我的稱呼從本來的「廖醫師」變成「廖老師」，到最後出現了各種稱呼，但不變的是她對生命的堅持。

我幫她申請了新的標靶藥物——賀疾妥加上賀癌寧一起施打，效果又快又好。張老師的肝指數從一百多慢慢地降了下來。進行超音波掃瞄時，雖然肝臟的白點都消失了，但換成肺部出現了幾顆白點，疑似轉移到了肺部，再透過標靶藥物持續治療控制。

張老師罹癌至今已經有十年，現在癌細胞受到控制，雖然不流暢卻還是能夠對話，甚至連神經外科醫師都感嘆張老師生命力的強韌。

「啊，廖老師。」在樓梯口碰巧遇到張老師，她拿著購物袋，正一格一格地爬上樓。

儘管張老師行動緩慢，仍然一步一步堅定地朝病房走去，看著她為生命奮鬥的樣子，就覺得自己應該更加努力，才不會愧對於病人給的信任。

家人陪伴，引導疾病走向復原之路

這個案例是一名模範病人，不論是在癌症末期、腦部開刀導致後遺症，甚至是癌細胞轉移到肝臟、肺部，都抱持著樂觀且堅毅的態度抗癌。

大家可能看到故事時會生出一個疑問，張老師的治療效果雖然很好，但直到現在每個月都要打標靶藥物，這樣她的生活品質會好嗎？一開始我也不相信這樣的治療，生活品質會過得很好，即便沒有太多副作用，但面對不知何時會復發、毫無止境的治療過程，心裡的壓力更是龐大。

儘管如此，每一次在診間看見張老師，她永遠面帶微笑，先生也都站在她的背後，成為她的有力支撐。

除了病人本身的求生意志，以及配合醫囑之外，家人的支持也是重要因素。每一次回診治療，張老師的先生必定都會在場，甚至衝第一個到診間拿藥。

我想，這就是張老師可以挺過一次又一次的手術、治療與復發的原因之一吧！

家人的陪伴治療，在一旁鼓勵，給予正向的力量，讓病人不會陷入悲傷、挫敗之中，才能引導疾病走向復原之路。

治療路上，停看聽

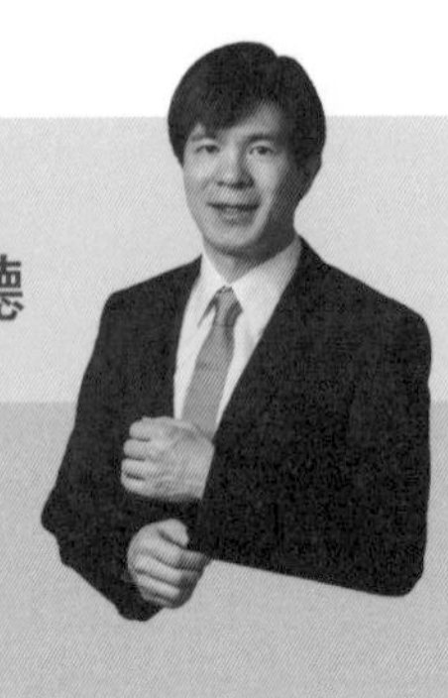

HER2 標靶藥物的種類

台灣每年超過一萬名婦女確診乳癌，其中百分之二十至三十的腫瘤類型呈現 HER2 陽性。過去醫療尚不發達時，有 HER2 陽性的病患，不論是早期乳癌病患或轉移性乳癌患者的預後效果皆差，然而這種狀況在 HER2 標靶藥物上市後，已經有了好轉。

◇**賀癌平**（**Herceptin**）**：**它是一個單株抗體，合併化學治療有非常好的療效，後來還因此成為 HER2 陽性早期乳癌病人的標準輔助性療法。病人在手術後接受一年的賀癌平治療，可以降低復發率，延長存活期。

◇**泰嘉錠**（**Tykerb**）**：**同樣是 HER2 陽性轉移性乳癌病人的治療選擇之一，對腦部轉移的病人來說，更是有著不錯的療效。

◇**賀疾妥（Perjeta）**：作用位置和賀癌平不同的抗 HER2 單株抗體。在乳癌治療中，若將賀疾妥加上賀癌平，合併化學治療藥物，其反應率高達八成，而疾病控制率則高達九成五，病人的平均存活期長達五十六・五個月。比起只用賀癌平合併化療的效果更好。只是賀疾妥目前在台灣只有第四期 HER2 陽性乳癌通過健保給付。

◇**賀癌寧（Kadcyla）**：結合標靶與化療的新一代藥物，這個藥可以把最毒的化療藥，透過 HER2 的抗體，去尋找 HER2 過度表達的細胞，一旦找到後，它會結合到癌細胞上專有的 HER2 抗原，細胞會把整個賀癌寧分子吃進去，這個結構上的超級毒藥就會在癌細胞內分離裂解出來，毒殺癌細胞。因此，它雖有化療的成分，但副作用卻微乎其微，療效卻強很多。

03

我的夢想，是為新人披上幸福的嫁紗

「醫生，我還能痊癒嗎？」小莉緊張地問，在醫院治療時，才知道原來她在婚紗公司上班。因為她喜歡幫新人尋找命定婚紗，讓新娘披上幸福的嫁紗，展現自己最美的模樣。

小莉是在三年前確診的，當時做的治療是局部切除手術，以及自費打了一年的標靶治療。但是年僅三十八歲的她，還算是非常年輕的年紀，擔心因此容易復發，而建議她再追蹤三年。

在此期間，需要不時地回醫院檢查，還要面對病情變化、職場適應、家庭等種種問題，在她心中似乎累積了不少壓力。再次見到她的時候，整個人變得非常消瘦。

復發惡夢，竟成真？

「恭喜妳，所有的檢查數據都非常正常，可以拿出人工血管了。」我發自內心替面前的女孩感到開心。

「真的嗎？」女孩原本全身緊繃的身體，如臨大敵地直盯著眼前的桌面，深怕聽到不好的消息，聽到這句話，她先是愣了一下，眼眶漸漸泛紅。

「這三年辛苦妳了，妳做得很好。」我將面紙遞給她，鼓勵道。

「下次再來就是四個月後了喔！」因為乳房、肚子等各項檢查結果都顯示正常，拿掉了人工血管，也回到了職場上繼續工作，一切都朝著好的方向發展。

四個月後的檢查日，久久未下雨的台北，卻在這一天下起了大雨，彷彿在預告著什麼……。

這是一次普通的例行檢查，卻出現了不尋常的結果。

「醫生，我應該沒有什麼問題吧？」

「我們可能要再做一次穿刺檢查看看。」在看到乳房超音波的結果時，發現了有些懷疑的病灶，需要取一些組織來判斷腫瘤是屬於良性還是惡性，其中最常聽到的檢驗方法是「穿刺」，如果病灶是超音波可以照到的情況下，就可以使用針刺入病灶，進一步瞭解是否為惡性腫瘤。

生活才步入正軌，癌細胞卻擴散全身

「小莉，穿刺檢查的結果出來了。妳的乳房兩側都有腫瘤，可能兩邊都要進行切除手術才可以。」我指著剛出爐的結果，對她說明目前的情況。

「怎麼會這樣？我的生活才剛步入正軌欸⋯⋯。」小莉感到震驚，距離上次檢查也才過四個月而已，腫瘤怎麼這麼快就復發？

「我先幫妳做全身檢查，看看腫瘤情況，如果癌細胞沒有擴散，我們就繼續以前的治療方式，我會讓妳再重新回到原本的生活。」我看到小莉一臉挫敗，擔心她因此放棄治療，原本只是想要先安撫她的情緒，卻沒想到全身檢查的結果更令人震驚⋯⋯。

結果顯示，癌細胞竟然在短短幾個月內，擴散到小莉的骨頭、肺臟和皮膚。

翻了翻小莉的病歷，她本身患有紅斑性狼瘡，我在想會不會是因為免疫力導致的結果呢？

一年雙重治療，心律不整成隱患

「醫生，我還能痊癒嗎？」小莉緊張地問。

「腫瘤還是之前的特性，我們可以先做雙標靶治療，但我認為還要再加化療同步進行，因為……。」我把治療計劃仔細地跟小莉說明，我認為病患瞭解治療計劃，知道醫生的想法後，才可以更加信任醫療團隊並配合整個治療過程。

原本小莉只需要打標靶就好了，但為求較佳的治療效果，除了雙標靶之外，還要打微脂體小紅莓，經過一年的治療，小莉體內的癌細胞已經幾乎不見了，只剩下幾個小黑點。

由於打標靶藥物的副作用是會產生心毒性，不管是心臟衰竭、高血壓、心律不整、血栓或是冠狀動脈疾病，容易增加病人死亡的風險。依過去的治療經驗，小莉本身就有心律不整的問題，所以我們在每一次的治療都非常小心，而微脂體小紅莓是一個非常好的化療藥物，因為幾乎沒有心毒性的副作用。

沒一次失約，只為了回到職場

在醫院治療一陣子之後，才知道原來小莉在婚紗公司上班，因為她喜歡幫新人尋找命定的婚紗，就像是美國真人實境秀《我的夢幻婚紗》，希望能夠讓新娘披上幸福的嫁紗時，展現自己最美的模樣。

「廖醫生，我還能回到公司上班嗎？」即便公司老闆對她很好，願意等她治療結束再回到工作崗位，但小莉放不下這份工作，還是希望可以一邊治療一邊上班。

我評估小莉的身體狀況後表示：「當然可以，只要固定三個禮拜回來打一針，等到下次做正子攝影時，沒有黑點的話，我們就可以單純打標靶治療就好了。」小莉這一年多來都有乖乖地配合治療，從來沒有一次失約。

氣溫逐漸回升，午後雷陣雨也按捺不住地出來刷存在感，雨後的台北空氣中帶著一絲絲涼意，雨水在坑坑窪窪的路面積成了一個個小水坑，倒映出天空的藍。

在這麼一個午後，我經過了一間婚紗店，看見裡面正在幫新人介紹婚紗的店員，腦海中的記憶突然被喚醒，想起了小莉結束檢查，準備離開診間時，雙眼泛著水光，對我說：「醫生，謝謝你，讓我可以再回到職場上。」

其實，我才要謝謝妳們願意信任我，把自己的生命交到我的手上，讓我可以為妳們做一點小事。

轉化信念，罹癌成為一種生命淬鍊

像小莉這種非常努力接受治療，竟然如此快速地復發，對我們來說也非常震撼，但幸好經過雙標靶搭配化療的治療策略，讓小莉可以重新回到正常的生活步調。

每一次回診看到她臉上洋溢的笑容，與我分享生活上的所見所聞，都讓我由衷地替她開心。

當病人聽到癌症復發的感受，與第一次確診罹癌的感覺，可說完全不一樣。她們的第一個念頭通常會是：「怎麼又是我？之前已經治療過了，再治療一次有效嗎？我會不會死？」擔心之後再度復發，一想到要重複經歷治療的疼痛，而心生恐懼，甚至不願意再接受治療。

好比故事中的小莉，明明都有乖乖按照醫囑接受治療，卻還是復發，甚至轉移到全身，一開始當然會感到相當沮喪，覺得自己已經這麼努力，為什麼還是這樣？

或許對於為何會復發還沒有一定的答案，然而現在醫療科技發展相當進步，不再是過去認為復發後幾個月就會死亡的時代了，醫生會盡全力找到適合治療病患的方式，不要一開始就有「應該治不好了」的消極想法。再加上現在藥物都在更新，低副作用的藥物也已經問世，同時健保也有給付第一線的藥物，在副作用與經濟上來說，都不需要太過擔憂。

最重要的是，不要放棄自己的生活，就像故事中的小莉，即便在治療過程中，仍然持續工作，治療只是為自己增添了一個日常，不需要為此而放棄自己的工作、興趣，甚至是生活，讓自己多一個可以重新審視生活步調的機會，改變以往不好的習慣。

罹癌、復發是影響人生的重大事件之一，我們無法改變已經發生的事實，但可以轉念，將兩者當作淬鍊生命的磐石。

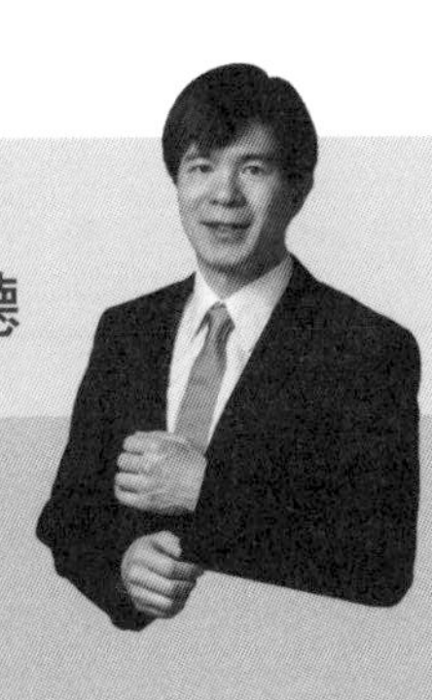

治療路上，停看聽

治癌新氣象——雙標齊下再加化療

醫師會針對每個病人的分型，評估給予治療的藥物。故事中的這名案例，屬於管腔型（或統稱管型 B2）、HER2 陽性，若是單純只使用標靶藥物，只有百分之十五到二十的成效，若是加上化療藥物的話，就能夠達到六成以上的效果。

不過，有些年紀大的乳癌病人，像是門診中有八十幾歲施打化療的情形，劑量上就會有所調整，避免因藥物副作用產生不良的影響，仍需因人而異。

如果說把標靶治療當作一顆炸彈的話，一顆炸彈雖然可以投中目標物，但範圍有限，不一定可以殲滅所有的敵人，但如果同時使用不同程度破壞力的炸藥，就可以發揮更大範圍的破壞力，一舉殲滅癌細胞。

為了尋求更好的治療效果，許多醫師會在標靶藥物的基礎

◎ 治療路上，停看聽

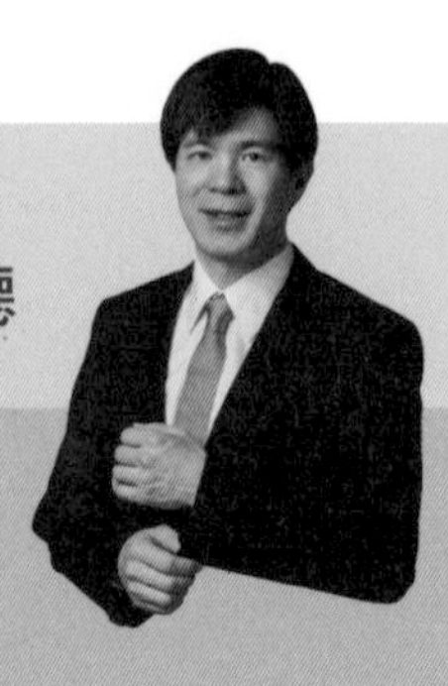

上，再加上化療藥物配合治療，是治療 HER2 陽性轉移性乳癌的黃金組合！

現有的抗 HER2 標靶藥物（如賀癌平）加上新的抗 HER2 標靶藥物（賀疾妥）雙重結合，再加上歐洲紫杉醇或微脂體小紅莓，這種強強聯手的治療策略，被證實是目前治療 HER2 陽性轉移性乳癌的有效治療組合，可以讓一半患者的存活期拉長到將近五年。

04 陳姐，祝妳生日快樂！

「啊，一半好消息，一半壞消息！」檢查報告出爐，除了肝臟有遠端轉移，全身骨頭都有轉移現象。好消息是達到健保給付標準，可以使用雙標靶藥物，壞消息則是病情比較嚴重……。

「陳姐，看這邊，笑一個！」一名護理師舉起手說。

「唉唷，我沒有化妝，簡單拍一張就好了……。」今天剛好遇到陳姐的生日，在病房裡舉辦一場溫馨的慶生會。

骨頭轉移，申請雙標靶治療

陳姐本來是另家醫院的病人，病理診斷為B2型，因為腫瘤比較大，淋巴結有轉移，報告還未送進來，那位醫師就告訴她得進行雙標靶治療——賀癌平加上賀疾妥。不過，其中搭配的賀疾妥需要自費，得額外負擔三十萬左右。

經濟條件不允許之下，透過朋友的轉介，想說聽聽「第二意見」，看看有沒有其他的轉機，就來到我的門診了。

「我幫妳再做個正子檢查，檢查一下肚子超音波，妳先不要太過擔心！」一般臨床判斷，治療方式需要經過完整的檢查程序，除了乳癌之外，伴有鎖骨上及頸部淋巴結腫大（三期），若確認再有遠端轉移（晚期），就有機會免費申請雙標靶治療。

壞消息，就是好消息？

「啊，一半好消息，一半壞消息！」我刻意用另種語氣說。

檢查報告出爐，透過超音波檢查，發現除了肝臟有遠端轉移，全身骨頭都有轉移現象，證實可以免費申請雙標靶治療。

「好消息是達到健保給付標準，可以免費使用雙標靶藥物，壞消息則是病情比較嚴重喔……。」病情告知的過程，考量到每個病人不同的心理層面與接受度，因此會評估採取透露的內容。兒子在一旁也對我示意，點點頭。

「這樣不就是一半一半？」陳姐聽到不用額外自費，心中放下了一顆大石頭，臉上卻有著淡淡的憂慮。

「好啦，媽！聽說這種藥物很有效果，我們就聽醫生的話，趕快進入治療。」兒子一開口，陳姐也就安心許多。

心理安慰，緩解病人和家屬的憂心

陳姐由於教育程度不高，屬於傻大姐的性格，為了避免她多慮，家庭會議中兒子也表達就讓媽媽心情平和，安心接受後續的治療。

我明白家人在這段時間陪伴的辛勞，也適時給予她的兒子一些鼓勵。因為不管是病人本身或是家屬，心理的安慰，也是治療中的重要一環。

隨著癌症病程的進展，陳姐也經常會喊全身痠痛，那些會引發疼痛的地方，正是癌細胞轉移的症狀，後來透過雙標靶的治療下，病情慢慢地控制下來。

我習慣一天查房兩次，剛好就遇上她兒子為陳姐準備的慶生會。

「廖醫師，你也要祝我生日快樂喔！」

「不只生日這一天，願妳每一天都快樂！」聽見我的祝福，陳姐笑得更開心了。

細心聆聽，陪伴走過治療的每一步

很多癌症病人在治療過程中，可能會產生許多情緒，透過憤怒、哭泣等行為宣洩，引起旁人的注意，歸根究柢其實是渴望被關懷。

這個案例中的陳姐，雖然沒有太大的情緒展現，但看到她有一個體貼的兒子，透過兒子的從旁照顧與協助引導，使她能夠更安心地面對治療，包括一開始被告知需要自費，顯現出來的沮喪，再到我的診間，透過細心聆聽，找出病人的心理癥結，突破治療的盲點。

若是醫療團隊適時展現出專業與關心，病人和家屬其實都能夠感受得到，整個醫療團隊的真心關愛，透過這份雙向醫病關係的互動，更有助於接續下來的治療與成效。

這份善體人意的心理養成，是從醫人員需要具備的一環，更是串起醫病共進的關鍵。

因為在醫院感受到溫暖，陳姐也持續在院內看診和追蹤，我也期待每年都能親口獻上溫暖的生日祝福。

治療路上，停看聽

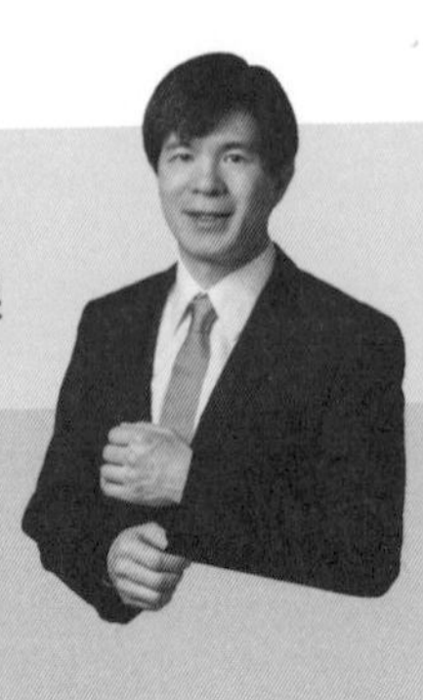

標靶治療，有分單雙？

癌症治療日新月異，多元化的治療方式開始導入個人化醫療的觀念，考量到各別差異，除了傳統手術和化療，也會採用成效顯著的標靶藥物。目前乳癌治療更有突破的新發展，從原本的「單標靶治療」進階到「雙標靶治療」。

根據字面意思來看，採用一種標靶藥物，就是單標靶；採用兩種不同作用機轉的標靶藥物，一起使用，即是雙標靶治療。

針對乳癌的不同分型有對應的治療方式，其中「雙標靶搭配化療」已經被證實為目前治療 HER2 陽性轉移性乳癌，或淋巴結有轉移的早期乳癌，一種有效的治療組合，像是賀癌平（Herceptin）、泰嘉錠（Tykerb）與賀疾妥（Perjeta）的組合。

05

憂鬱這隻黑狗，讓我抱抱你！

撰寫並出版這本書，正是為了傳遞正向面對癌症，與癌共處的因應之道。不管是心理上的憂鬱（黑狗）或是身體上的癌變，都是用不同的面貌告訴我們，現在的疾病或情緒狀態需要被看見、被理解，最好的方式就是陪伴……。

英國前首相邱吉爾曾說：「心中的憂鬱就像隻黑狗，一有機會就咬住我不放。」在此之後，黑狗就常常被拿來象徵憂鬱的情況。

張姑就是一個因為「黑狗」不時搗亂，而調整治療方式的例子。

中途接手治療，癌症竟變性

張姑本來不是我的病人，因為主治醫師出國進修，手術後的化療進行到一半，才由我接手處理。

回頭檢視她的病歷，屬於B1分型的乳癌，一般是三週一次化療，考量病情和療效而調整為兩週施打一次。不過，由於她有憂鬱症病史，這樣的劑量會使病人更加虛弱，一度擔心她是否能夠承受。

「沒問題的，醫生，我可以撐過去！」獲得張姑同意，且評估憂鬱症狀控制穩定下，化療週期也順利完成，並接著放射治療。

只是才隔了半年之後，肝臟就出現轉移現象，進一步穿刺檢驗，乳癌竟轉變成更加凶險的三陰性。

憂鬱病史影響治療效果？

正當我感到疑惑時，照理說才剛結束療程，不到半年就產生肝轉移，是不是中間過程發生了什麼事？後來，得知她的憂鬱情況，導致她未能按時服用治療乳癌的藥物，可能因此間接影響了整體療程。

「廖醫師，要再麻煩你了！」一路陪伴張姑的先生張叔，面容有些疲憊地說。

張姑對於復發、再次進行化療，情緒上並沒有太大起伏，過度的壓抑讓我有些擔心。後來追蹤到她有持續在看精神科門診，透露出她心中的擔憂，而且精神用藥也持續加重劑量。

就在化療進行到第八次的時候，全身突然劇痛，被送進急診室，證實化療藥物已經對她失去作用，癌細胞沒有獲得良好的控制，也等於是身體對於治療產生了抗藥性。

安寧團隊介入，預作心理準備

「張叔，你太太目前治療出現抗藥性，針對三陰性乳癌有新的免疫抑制藥，不過價格上需要評估看看，但依張姑的情況會先打骨頭針，幫她舒緩身體上的疼痛和不適。」院方緊急召集家庭會議，我慢慢地對張叔說。

「我知道我太太的情況，兒女們也都有過來探望，剩下的就聽天由命了……。」

他的聲音堅毅而豁然。

這段長時間的陪伴和照顧，面對太太身體的治療和心理的煎熬，張叔始終維持平和的情緒，理解到他的辛苦，不免感到心疼。

「我們會盡力而為，安寧團隊也會一起協助！」癌症病程走到末期階段，導入安寧緩和醫療照護，以維持病人舒服與意願為首要的指標。

擁抱「黑狗」，與情緒和解

「廖醫師，你來了！」張姑在安寧團隊的陪伴下，已經慢慢可以減低抗憂鬱藥，對於疾病的理解，以及心情上的釋然，臉上不再是淡漠的表情，而開始主動問候，有種暖意在病房內升溫。

此時，透過團隊的引導，張姑開始會做些生命回顧，和家人們互相完成「四道」——道謝、道愛、道歉、道別，同時在她意識清楚的時候，表示願意發揮大愛精神，簽署了大體捐贈同意書。

世界衛生組織（WHO）曾製作一部《我有一隻黑狗，它的名字叫憂鬱》（I

had a black dog, his name was depression）影片，藉此讓民眾認識憂鬱症；醫療單位持續用各種衛教分享，包括我自己撰寫並出版這本書，都是為了傳遞正向面對癌症，與癌共處的因應之道。

其實，不管是心理上的憂鬱（黑狗）或是身體上的癌變，都是用不同的面貌告訴我們，現在的疾病或情緒狀態需要被看見、被理解，最好的方式就是陪伴。

現在，請給那隻「黑狗」一個溫暖的擁抱，與自己和解，讓心情平靜下來，等待憂傷自然遠去。

相信我們就有了面對的勇氣。

醫療團隊與家人的支持，陪病人走過心之幽谷

這個案例想進一步探討病人的情緒問題。

情緒一直以來都是不容易處理的環節，生病的人會因為身體症狀、藥物，或是衍生的副作用，而產生心情低落或脾氣改變，這時候除了給予陪伴，或是諮詢專業從業人員的協助，也可以透過培養其他興趣，轉移病人的注意力，都是比較好的做

法。

臨床上，查房過程比較不會看到病人的情緒爆發，但往往可以察覺家屬或照顧者的身心疲憊。因此，除了關注病人的情緒面，也要適度讓家屬或照顧者有喘息空間。

其實，針對照顧上衍生的情緒困境，醫院或相關單位都可以諮詢並透過申請「喘息服務」，提供家屬一段喘息時間，可以讓身體或心理上稍作「放風」。

整個癌症治療期間，病人、家屬、醫療團隊可說是關鍵金三角，三方除了互相信賴，也互相支持，這份力量使得治療可以期待，走出心之幽谷，一起迎接陽光美好的灑落。

走向善終，適時導入安寧緩和醫療

醫師當然都希望能治癒病患，讓病人恢復健康。

然而，末期癌症患者因病程的發展，或是經過醫療評估之下，可能知道某些病人將走到生命末期，像是發生急喘、黃疸等症狀，就可以適時導入前期安寧，治療方式也會以「積極緩解病人的不適」為主，使病人可以有尊嚴地走向最後一程。

同時，要在適當時機告知病人與家屬，以便因應即將到來的情況。各個醫院有專屬的安寧團隊，都可以做這方面的諮詢與協助。

這裡要再次釐清可能的誤解，有時候評估治療過程，會同安寧緩和醫療的照護專業，這並非放棄治療，而是讓病人與家屬在整個治療過程中，都能夠有更完善的照顧。

治療路上，停看聽

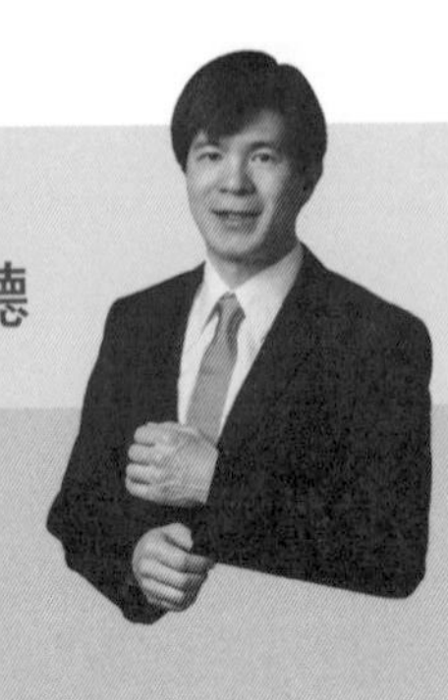

乳癌患者焦慮及失眠的處置

曾經有報導表示，有一半的乳癌病患幾乎都有憂鬱症的情況，對於罹患乳癌的女性來說，從確診的那一刻起，除了需要面對生理的病痛之外，心理也會產生極大的壓力。若是短暫的難過情緒或是失眠，在所難免，但有不少的女性會因為日夜累積的壓力中，開始出現憂鬱的症狀，甚至到了憂鬱症的程度。

遇到這類型的病患，醫師都會開立一種叫做「贊安諾」的安眠藥物，因為這個安眠藥具有一點抗憂鬱、鎮靜的效果，又不像史蒂諾或悠樂丁，吃多了會讓人行動變得緩慢。

因此，臨床上會使用這類藥物，主要是幫助病患在面對自己身體上的疾病時，減緩其緊張焦慮所導致的失眠問題。

06

趙媽媽，我們互相幫忙好嗎？

「趙媽媽，怎麼了嗎？」我關心地詢問。

「哎呀，我就是孤單老人一個啊！」這才不經意地透露，原來她一向獨自前來醫院，並不是因為獨立，而是沒有人陪。

「我兒子是哈佛財經系高材生，目前在華爾街工作，女兒全家移民澳洲，在當地擔任音樂老師！」趙媽媽每每說起兒女，總是一臉的驕傲。

「他們雖然很忙，但都很關心我喔！對，只是他們很忙，很忙……，忙到好幾年都沒有飛回來了。」

那天，她又開始閒話家常，這次的聲音卻越來越小，似乎透露著深深的無奈。

不擔心沒錢醫病，卻不想好好治病

「趙媽媽，病理檢查結果是乳癌 HER2 陽性，需要評估加做標靶治療，對於整體癌症更能完整地控制下來，可是健保沒有給付，需要自費，妳再評估看看。」我對她說。

因為趙媽媽的家庭經濟狀況還不錯，照理說費用對她而言，問題並不大，她卻支支吾吾，最後只說了句：「不做！」

由於尊重每位病患的個人選擇，也不好多做強迫，最後在醫療團隊的溫情攻勢與耐心勸說之下，趙媽媽總算接受手術切除、進行化學治療，療程到了最後，病情逐漸穩定，卻不見她開心。

治療見好就收？癌細胞蠢蠢欲動

「趙媽媽，怎麼了嗎？」我關心地詢問。

「哎呀，我就是孤單老人一個啊！」這才不經意地透露，原來她一向獨自前來醫院，並不是因為獨立，而是沒有人陪。

可能是因為心情上受到影響，趙媽媽開始不準時前來治療了。

「妳要定時前來醫院，不能不來！」再次見到她，已經是三個月以後的事了，不免擔憂地勸說。

「化療不舒服啊，身體難受啊！打化療已經去掉我的半條命了，而且裝人工血管，活動無法自如，非常不方便啊！」趙媽媽有些理直氣壯地說，好像我們都沒有體諒她。

「醫師，我之前治療已經好得差不多了，這次只是來看看你的，我先離開了……。」她一邊氣喘吁吁地說著，一邊卻在自己的心口上畫圓，其實真正讓她難過的，不只是副作用的影響，更多的應該是家人不在身邊這件事。

採用雙標靶，治療反覆導致復發

後來，再次進行檢查，結果出來卻不理想，顯示出癌細胞已經又開始蠢蠢欲動。

再過一個月，她因為急喘加劇，甚至嚴重到呼吸困難，家人緊急送她至另間大醫院，評估肺部轉移導致整個肺部積水，情況十分棘手，令對方不敢輕易收下，只好又轉送回我這裡來。

這次因為情況越加嚴重，剛好符合申請健保給付的雙標靶藥物，申請下來後趕緊施打，果然相當具有療效，慢慢地就不再急喘了。

時間匆匆，再過三個月就是農曆新年，街道上慢慢地洋溢著一股喜慶的氣氛。趙媽媽卻又有了驚人之舉，表示不再願意治療了。

「現在情況非常穩定，要繼續打喔！」我用鼓勵的口吻說。

「不行啦，每次打完都感覺吸不到氣！不了，算了！」趙媽媽篤定地說。

「我特別幫妳把標靶藥物申請下來，非常不容易，這個藥可是還有二、三十個病人在等，真的不打了嗎？」

只見她從病床起身，轉頭，搖搖手打算要走，好像在求我放她一馬，我也只能為她祝禱。

病情惡化，家人竟跪求幫忙

沒想到，不到一個月的時間，因為沒有治療，她開始變得急喘起來，被家人緊急送進醫院。這次，我看到趙媽媽的兒子和女兒，終於陪著她一起來了。

由於趙媽媽治療反反覆覆，本來病情已經穩定控制下來，卻因為過程中的難受，一再暫停療程，導致藥物可能出現抗藥性，或是癌細胞再次流竄。

「廖醫師，可不可以請您幫忙救我媽媽……。」女兒話還沒說完，眼淚已經落下。

「醫師，如果需要用什麼藥物，請盡量用！」兒子緊接說話，冷不防就跪了下來。

「你們先別這樣，趙媽媽的癌症治療，我都願意盡全力幫忙，可是也要她自己願意幫忙自己啊！」我趕快上前攙扶，同時在心中輕輕嘆了一口氣，兒女們好像這時才理解到，自己母親的病情已經嚴重到這個地步。

「你們的媽媽，其實希望你們可以多陪陪她！」就在我走出病房的時候，我對這對兒女說，也許你們的陪伴，可以讓她的疾病更早康復。

原來，心裡某部分情感的失落，或許無形中也讓身體跟著一起脆弱。家中長輩有時候需要的只是多一分心理上的支持，這就足以使他們更有力量和勇氣，面對生命的變動。

多幫幫自己，家中成員也充當後援部隊！

關於趙媽媽的故事，其實一直縈繞在我的心中，可能是因為前來治療的長輩不少，但大多都有家人陪同前來，當然也有自己一個人，而且還不算少數，令我不免想起這樣孤單又倔強的身影。

癌症治療的過程，病人本身的求生意志力固然重要，但是身旁的家人朋友也是非常重要的後援部隊，可以適時地給予關心，不管是實質上的陪伴，或是心情上的支援，無形中都在鼓舞著病人，產生繼續抗癌的勇氣。因此，我也鼓勵病人的家人也要一同加入作戰隊伍。

故事中的趙媽媽，一來是由於治療副作用感到難受，二來當然是因為心理上缺乏應援，內心感受到孤軍奮戰的無力，因而一再萌生「治療逃兵」的念頭。

我常常對病人說：「我們一起加油喔！」這句話其實說的是，整個治療期間，醫師和病人需要互相幫忙，唯有病人願意配合，醫師才能在戰略上施展開來，一起合作無間，也才能共克癌細胞，回歸常軌，迎接健康無恙的人生！

治療路上，停看聽

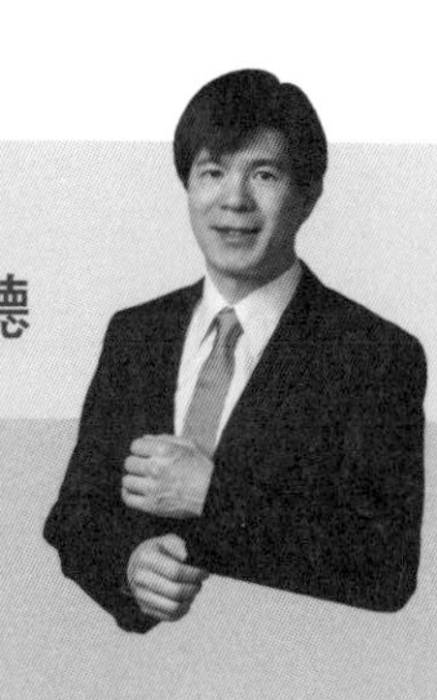

裝了人工血管，什麼事都不能做？

癌症患者因為必須接受靜脈藥物注射，長期下來可能導致皮膚失去彈性、變黑，反覆插針也會讓血管變硬，增加施打的困難度，還會讓病人感到疼痛。因此，置入人工血管可以避免血管硬化，也不會像傳統的靜脈留置針一樣，容易有感染風險，是個替代良方。但如果只是打六次以下，就可考慮不裝人工血管，有任何想法都可以詢問自己的主治醫師。

裝設人工血管後，日常生活還是照常進行，因而有些患者會忘記自己還有一條人工血管在身體裡。不過，有些動作還是要注意，包含不能提超過三公斤的重物、進行擴胸運動、注意不要壓到人工血管，但為了不壓到人工血管而不運動，也是有些矯枉過正了。

有很多衛教會說不要做激烈的活動，把後果說得有些嚴重，導致很多人都不敢動，最後因為肌肉僵硬，想動都不能動

◎ 治療路上，停看聽

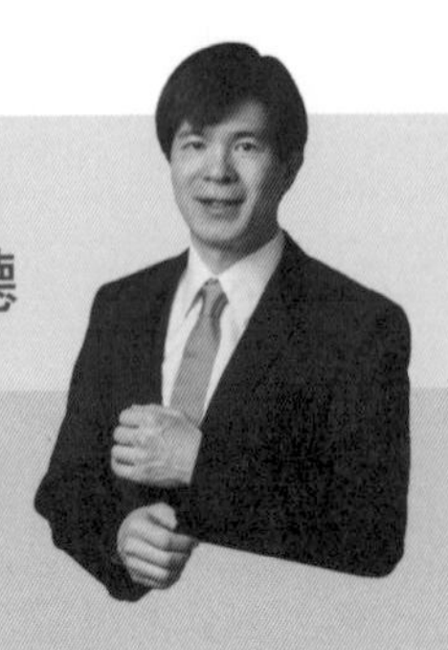

了。這樣一來，還有什麼生活品質可言？所以在允許範圍內，盡量多動，好好享受生活。

千萬不能為了一次的癌症，而放棄了生活，在這條治療的路上，讓我陪著你，繼續勇往直前。

07 關於幸福的兩種樣貌

沒想到，進一步檢查結果，發現方媽竟然還有第四種癌症——一期肺癌。

「沒關係，有我在。」方爸在旁邊，聽完後只說了這樣充滿男人味的話，同時緊緊握住了方媽的手。

記得俄國作家托爾斯泰說過一句話：「幸福的家庭都是相似的，不幸的家庭苦難卻大不相同。」

幸福，聽起來好像很抽象、很遙遠。說的簡單一點，其實，幸福就在當下。當內心被滿足了，感受到喜悅，原本的不幸就可能跟著被翻轉了。

命運再次打擾，並未讓她低潮太久

有人說，成功男人的背後，都有一個偉大的女人。

但另一句話是這麼說的，幸福的太太，通常都有個好老公，方媽可以說有個人人欣羨的另一半。

方媽方爸兩人差不多是六十五歲的年紀，在她十幾年前罹患早期胃癌和甲狀腺癌，都是方爸在旁邊照料起居大小事，一次次的生命打擊，都再次見證他們的堅定感情。

只是老天爺似乎還要再捉弄她一下，這次前來門診，就是因為被診斷出罹患三陰性乳癌，想要詢問第二意見。

「廖醫師，我是不是要做化療？」不等我開口，方媽一坐下來便心急地問。

「妳在另家醫院進行局部切除手術，並沒有很乾淨，所以這一次還要加做腫瘤周邊的擴大切除術，以及淋巴結清除術。」我一邊看她的反應，一邊慢慢向她解釋整個細節。

她聽見之前的手術沒有清除乾淨，不免有些懊惱。不過，當我說還是可以進行乳房保留手術時，可以發現方媽內心的大石頭總算落下了一半。

沒想到，進一步檢查結果，發現方媽竟然還有第四種癌症——一期肺癌。

「沒關係，有我在。」方爸在旁邊，聽完只說了這樣充滿男人味的話，同時緊緊握住了方媽的手。

「我會為了我先生努力地活下去！有這麼疼愛我的老公，罹癌也不怕！」方媽眼眶含淚地說道。

由於方媽是早期肺癌，所以手術切除後就沒事了，但是乳癌是三期三陰性，化療採用小紅莓加紫杉醇，每次來就入住七樓VIP病房，方爸除了無微不至的照顧，還替她申請尚在臨床試驗的免疫治療，可能是藥物和心情上的支援效用，方媽整個治療過程中都沒有任何不適，白血球也都沒有下降。每次看到方媽清淺的笑容，對映著面容堅毅且柔情的方爸，就浮現出幸福的第一種樣貌。

就算獨身又經濟困頓，也有安心選擇

「哎呀，我沒有錢啊！好慘啊！」林阿姨因為老公很早就過世，兩個兒子也都不聞不問。

「林阿姨，妳不要這樣想啊，妳看目前還可以來醫院，有我們的照顧啊！」我安慰著她，希望她能夠轉換心境。

「這次又要乳房攝影，會不會有很多輻射啊？」阿姨罹癌後，每次前來門診，都會聽她大吐苦水，好像她是世界上最悲慘的人一樣。

「不會的，這是例行檢查，主要幫妳追蹤腫瘤有沒有產生變化……。」旁邊的護理師幫忙答話。

曾經有這樣一個說法，假如你沒有錢，生病了，你就只好等死！這樣的話聽起來很嚇人，但是在台灣社會裡面，因為政府的醫療措施、社福等通報系統，其實都做得還不錯，照理說不會有這種情況發生。

但是經濟條件不好的人，如果再遇上生病、罹癌，心理上會更加悲觀，也是可以理解的事。因此，這個時候身旁的人，若是能夠適時地給予一些溫暖，相信也可以為陷落黑暗的人，帶來一絲光明，引領他爬出絕望的深淵。

「林阿姨，妳看目前的用藥，健保都有給付啊，所以妳只要把自己照顧好就好！」我再次剖析給她聽。

「廖醫師，你真的很會安慰人，我是真的被你安慰到了！謝謝你啊！」她聽完後，感覺好像有那麼點道理，然後又不好意思地笑了。

在某些情況下，有些需要自費的藥物，假使有經濟上的考量，確實就會面臨無法施打的難題，但是癌症治療是一種個人化醫療，可以量身打造最適合自己當前的方式，在與醫師的諮詢討論之下，還是可以有其他的安心選擇，像是手術、化療、口服藥物等等。

甚至於生活上遭逢變故，或是真的有經濟上的困頓問題，透過社福機制也都能夠有一定的補助方案，所以天無絕人之路，只有自己願不願意轉個彎。

看著林阿姨走出診間，又回頭對我笑了一下，點個頭，腦海中就浮現出幸福的第二種樣貌。我相信，世界上還有更多幸福的樣貌，我們都可以成為下一種。

戰勝癌症，健康幸福自己掌握！

透過這兩個案例，我們看到有另一半的陪伴照顧，確實讓人感到很窩心，好像身體和心靈的失落，都有了被承接的安心感受。

但是，另外一個經濟條件比較不好的林阿姨，也不見得就是不幸福，如果每個人都能夠在自己身處的現況與環境中，找到適合自己生活的模式，幸福並非只有一套標準，也不是只有一種劇本。

正如同，乳癌也有好多種類型、期別，疾病也有許多種樣貌、症狀的顯現，我們只能從大數法則來參看可能的走向、預計的療程，但是卻並非是固定不變的模式，往往都要觀察，並且做出不同的因應。

面對詭譎多變的癌症，想要戰勝它，或是與它好好共處，首先一定要先學會如何與自己相處，唯有懂得自在生活之道，癌症就無需恐懼，因為它就是生活的一種變形，我們理解變形的原因，然後因應它、處理它，自然就可以輕輕地放下它。

幸福，沒有名字，沒有輪廓，因為幸福就是你，也是我。現在起，讓我們一起好好地生活，好好地幸福。

治療路上，停看聽

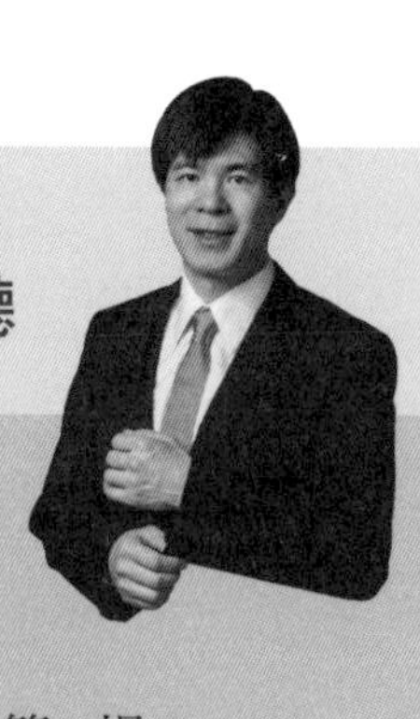

乳房攝影，輻射恐影響健康？

國民健康署有鑑於癌症發生率節節提高，其中乳癌篩檢，提供年滿四十五至六十九歲女性，每兩年可免費篩檢一次；二等親內曾患乳癌之女性，年滿四十歲即可每兩年接受一次免費乳房攝影檢查。

除此之外，只要是前去醫院進行乳房檢查，超音波攝影可使用健保掛號，另一個迷思就是，不少人認為兩年篩檢一次的乳房攝影，輻射恐怕會影響健康，事實上乳房攝影並不會造成危害，因為輻射量非常低，民眾不必為此過度擔心。

透過健康檢查或定期篩檢，可以為健康把關，還能篩檢出一些早期的癌症，譬如零期乳癌很多都是採用攝影篩檢出來的。另外，有人覺得有做超音波就不用做攝影，或是做了攝影就不用做超音波，這是不對的觀念，因為兩者是不一樣的檢驗方式，評估觀看的重點也不一樣，甚至是核磁共振因應評估癌細胞殘留多少，因此若是有相關需求，都需要進一步檢測與確認。

白袍專欄 02

乳癌治療路上的進修筆記——醫學是門藝術，精進之路不忘初衷

「不管是開什麼刀，時間越久，感染機率就越高。因此，我們都要在一個小時之內完成手術，如此對病人的預後效果也最好。」在一場觀摩會議上，我對一群住院醫師這麼說。

其實，想要縮短手術時間，唯一的方式就是不斷練習，直到熟練，端看自己是否願意下苦功，馬步紮得夠不夠深。

實習醫師大會考，培養邏輯思考力

在我還是實習醫師的時候，老師和學長們不只引導學習，還會分析事情的嚴重性，同時拋出不同的觀點，培養因應與邏輯思考。

其中，令我印象最深刻的是，每個禮拜三傍晚五點到七點的重頭戲——科裡大

會，所有科內的老師、主治醫師、住院醫師及實習醫師聚集在會議室，一一分享檢討病歷，彷彿某種大會考。

基本上，先以口頭報告病人資料，接著預計做哪些醫療處置，再聆聽老師給予的建議。老師們可能各自意見不同，提供了不同的觀察面向，因而獲益良多。

有些人也許會恐懼這樣的震撼教育，但是若能藉由理性的個案討論，訓練醫療思維，培養出正確的從醫心態，造福的將是更多的病患。

過往扎實練習，解除患者多年病兆

這種臨場直覺式的訓練，果然在往後的門診上，多次幫我找出患者多年難解的病兆。

有位病人連續咳嗽三年多，怎麼治療都不見好，我就想到課堂上老師曾分析過敏問題，其中有幾種藥物會引發咳嗽，我就回頭和這位患者慢慢聊天，引導他說出一些可供判斷的生活細節，也請他把目前吃的藥物帶過來檢查，發現其中有治療高血壓的ＡＣＥＩ類藥物。

我告訴他：「這種藥的副作用就是咳嗽，先評估是否能停掉，同時請心臟科醫師幫你調整用藥！」不出兩週，就看他掛滿笑意前來門診表達感謝之情，我很開心能夠幫得上忙，再次證實過往訓練的扎實細節，實在馬虎不得。

感謝一路走來的老師們，以經驗傳承醫病的智慧，我也期許繼承這份白袍之心，鼓舞更多後進。

接手難題，手術台上精進醫術

升上主治醫師之後，手術台上遇到許多棘手個案更是家常便飯，但我不以為苦，反而視為精進醫術的好機會。

其中有位八十多歲的奶奶，月初才因腸缺血性壞死在其他醫院進行手術，月底卻又發生腸道缺血變黑的情況，轉送三總急診。理論上，開完刀之後，服用抗凝劑並好好休養，應該不會在短時間出現壞死。

由於第二次開刀，腸子沾黏得非常嚴重，先把沾黏的腸道分開來，再釐清並處理壞死原因，後來順利完成手術，一個禮拜就出院。

另一位需要緊急手術，可能大家看了都覺得害怕的病人，因為血管不好打，光等點滴打完就花費一個多小時，加上前置的檢查作業，全部都準備妥當後，時間已經兩個多小時過去了，才正式換我上手術台開刀。面對這種大刀，需要嚴陣以待，整個手術過程，因為過往自主訓練的結果，一個小時內就已順利結束。

最後，病人從加護中心直接到普通病房，一個禮拜之後就出院了，對於可以幫助病人改善身體問題，微笑地走出醫院，無疑是對醫者最大的鼓舞。

因此，在我有機會帶領實習醫師的時候，我都會和他們分享這份體認，不管面對的是小刀、大刀，都必須掌握時間，盡量在一小時之內完成手術，如此可以減少感染機率，病人的預後效果也會最好。

醫學是一門藝術，裡面包含著許多技術和學問，從生手到熟練，從講師到大師，需要一步步累積經驗，才能精準完成每次的手術，替病人及家屬找回健康幸福的期盼。

深入乳癌治療之路，遠赴哈佛醫學院取經

後來，在老師的帶領之下，走上腫瘤外科，發現癌症病人又以乳癌為大宗，考

量案例數、藥物和研究發展性，於是全心投入在乳房外科。

二〇一一年，剛好遇上國防部計劃，提供申請半年國外進修機會，輾轉聯繫之下，順利前往美國哈佛醫學院 Brigham and Women's Hospital 進行訪學。

由於是全家共同前往，當時已經有了大兒子、小女兒，感謝老婆一路協助打理生活大小事，更因為教會弟兄姊妹的幫忙，一路從買車到找到落腳安居的地方，都非常順利，因此讓我無後顧之憂，能夠在哈佛醫學院大量吸收學習。

我常常覺得這條習醫之路，也是條恩典之路，過程領受無數人的善意，更督促著自己不忘來意，不忘初心。

過去，大家都會羨慕外國醫學如何領先超群，也有「一生一定要去一次哈佛」的想法，如今真的走入這個人人欣羡的殿堂，內心深受激盪，身為其中一份子也感到與有榮焉。

其中印象深刻的是，以前都很難想像——外國人看病是什麼情況？外國醫師開刀是什麼情況？美國和台灣的醫療體系差別在哪裡？

原來美國醫院排診，一個早上只要六個人就算多，原因在於進到醫院之前，就先經過家庭科醫師的初步篩檢與處置，只有家庭科醫師無法處理的情況，才會轉到醫院。

雖然只有排六個病人，但醫師和每位病人光是聊天就要半個多小時，主要是日常閒話家常，最後五分鐘才是疾病治療的重點，旁邊有護理師或秘書協助打好病歷紀錄，結束前再和病人確認是否還有其他問題，就這樣結束一個早上的看診。

在此分享美國乳癌治療的經驗，關於實際開刀情況，手術時間沒有比較快速，儀器看起來也差不多，但他們都採用一次性的醫療消耗品，用完即丟。

在台灣，可能使用消毒過的碗、器械、無菌床單，只有紗布會用完即丟，這裡則完全做成一體成型，用完就可以整個丟棄，避免可能的感染風險。

除此之外，這裡的物品全都有條碼，包括紗布也是，如此一來，透過掃條碼一一點收確認，可以避免開刀過程不小心遺漏紗布。

可以知道，國外在一些做法上比台灣還要細緻，而且願意不計成本投入在醫療用品上，衍生費用自然就會轉嫁到病人身上。但是我們比較專注在醫療層面，加上訓練出來的醫師，開刀手法比較靈巧，針對經濟較為弱勢的病人也有一些社會補助機制等。

這趟難得的哈佛大學訪學之旅，令我開了眼界，也讓全家人留下一個難能可貴的美好經驗。

時光匆匆，投入乳癌治療領域已逾十年，常常在夜深人靜，回想起一路的學習歷程，有歡笑，有汗水，課堂上的大會考、手術台上的驚險場景、那些陪伴病人走過的抗癌路，每一段都刻寫在心上，裡面滿滿的都是人的故事。

Chapter 3

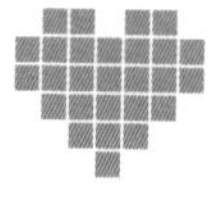

術後的天空，幸福仍在
在今天看見明天的微笑

只要有治療就會對病情多一點點的幫助，對所有醫護人員來說，這是最大的心願，所以當遇到不想要治療的病患，我會多花些時間瞭解他們不願治療的原因，並且適時地調整治療計劃。

我經常對病患這麼說：「只要願意接受治療，就會有機會，我也會盡全力幫助你直到痊癒。」

01 我們一起去爬山

「前幾天我要搬個東西，東西也沒有多重，但就骨折了。」劉大姐的身高比起一般女性還要高大，她的骨質密度出乎意料地很差，竟是負七點多。

「我跟妳們說，我是三陰性乳癌，當時一聽到是這個類型差點放棄治療，還好有廖醫師讓我可以活到現在，那時候啊……。」隱隱約約可以聽到診間外的聲音，會在外面如此熱情分享的人，只有這一位了。

乳癌的最惡殺手，傳統療法沒有效

乳房突然出現了紅疹，最初她還以為是過敏或是悶熱導致的紅疹，認為過段時間就會自動消退，沒想到之後竟開始發熱疼痛，實在受不了了才決定看醫生。

「醫生，這個紅疹已經紅好久了，碰到還會痛，現在洗澡都要非常輕。」

「我幫妳做組織切片檢查。」看起來像是乳腺炎，但也不能排除掉乳癌的可能，所以先幫她開抗生素，殺死細菌或使細菌停止繁殖，讓她過幾天再回來看報告。

幸好，有多留一個心眼做組織切片。報告結果顯示，劉大姐罹患擁有「乳癌最惡殺手」之稱的三陰性乳癌。

「醫生，什麼是三陰性啊？還能治療嗎？我會不會死啊？」劉大姐彷若機關槍一般，一連串問題從口中射出來。

「劉大姐，先冷靜一點，我會仔細跟妳解釋。」我先安撫她的情緒，「三陰性乳癌就是妳的荷爾蒙受體 ER、PR 和 HER2 三者全是陰性，這也導致無法使用傳統的標靶治療⋯⋯。」

「那我是不是就沒救了？」劉大姐急沖沖地打斷我。

「我會盡全力去醫治妳的！」我慢慢地說，希望帶給她穩定的力量，她才稍微地平靜下來。

比老人還誇張，一動就骨折

「劉大姐，妳的腳怎麼了？」到了治療的日子，我看到劉大姐坐在輪椅上被推進來，背上穿了背架。

劉大姐的身高比起一般女性還要高大，她的骨質密度卻出乎意料地很差。一般人的骨質密度落在〇至負一左右，當骨質密度是負三．〇時，就已經算是骨質疏鬆症了，沒想到劉大姐的骨質密度竟是負七點多。

「前幾天我要搬個東西，東西也沒有多重，這樣竟然就骨折了。」當骨質密度下降到低於負二．五時，代表骨質只剩下不到三分之二，骨折的風險會提升到正常人的九倍。

「那我幫妳打補骨針，補充骨質。」為了降低劉大姐骨折的風險，我幫她打了補骨針，減緩骨質流失的速度。

越不想動，越要動！

後來，我注意到劉大姐越來越缺乏活力，總是一副睡不飽的樣子。

「醫生，化療藥是不是有什麼安眠或鎮定的成分，我整天都覺得很睏、很累捏！做什麼事都懶洋洋、四肢無力。」劉大姐有氣無力地說，從她身上看不見當初接連發問的活力模樣。

聽她說完，我發現她有輕微的癌疲憊。每個人都會有疲憊的時候，但一般人只要倒頭大睡，一覺醒來馬上精神百倍，但被癌因性疲憊症（Cancer-Related Fatique, CRF）找上的癌症病人，卻無法在一覺醒來就告別疲累。患者會感覺缺乏活力，就算整天躺在床上休息、補眠，想盡辦法要「充電」，還是無法恢復體力，使得病人痛苦不堪。

「妳這個狀況是癌疲憊。」我跟她解釋為什麼會這樣，「很多人像妳一樣覺得只要休息就會好了，但事實上，這樣反而會越來越糟糕。」

「那我該怎麼辦？」

「運動。」我說，「運動是大家公認的非藥物治療最有效的方法。」一開始劉大姐害怕骨折而不敢動，所以只能從散步開始。

「沒關係，從散步再到快走，可以慢慢來，我會一直陪著妳。」我鼓勵道，現在她戰勝了癌疲憊，再次回到了充滿活力的樣子，真好。

過去面對癌疲憊這個議題，病患本身的意志力，以及是否願意配合運動，成為戰勝癌疲憊的主力。然而，現在也有治療癌疲憊的藥物可供使用，為這類患者提供另一項改善症狀的選擇與新契機。

自己創一個病友互助團體

「劉大姐，妳的故事可以分享給其他人欸。」有一天我對她提議。

「有啊！我本來要加入你們的康乃馨團體，但有夠難加入！」沒想到只是個提議，就開啟了劉大姐的話匣子開關，跟我說我們醫院的康乃馨團體多難加入，「我還去問其他病友跟社工師，就是加入不了。」看她還是有些失落，我還去問了一下同事怎麼加入。

後來，因為她的樂觀態度和喜歡幫助人的個性，就算沒有加入康乃馨團體，她還是能交到許多的朋友。經常可以看見她在候診廳分享自己的罹癌經驗，慢慢地從一兩個，到一個小團體，現在她們的小團體越來越大，開始一起相約去登山、運動，甚至舉辦乳癌病友活動。

「廖醫師，我最近帶幾個朋友去拍了電影欸，然後啊……。」每次回診，劉大姐都會洋溢著笑容，用大嗓門分享她最近的生活。

我看完她的超音波顯影，對劉大姐說：「超音波顯影沒有變化，還是一樣定期回來追蹤就好。」

她突然安靜下來，低頭看向放在膝蓋上的雙手，我嚇了一跳，心想剛剛說了什麼不該說的話嗎？

「廖醫師，謝謝你。」劉大姐吸了吸鼻子，對我說。「因為你，讓我還有機會去認識新的朋友，幫助其他人。」

聽她這麼說，心中充滿了溫暖的感覺，一整天的疲憊也都消失了。

「那麼，改天我們一起去爬山！」當我開心地回應，她的笑臉彷彿比陽光還要燦爛。

笑容正向力，帶來希望感

輕微的癌疲憊可以藉由運動慢慢改善，像故事中的個案，儘管本身的個性是樂觀開朗的女性，但面對不管怎麼做都還是疲累的癌疲憊時，不免也會感到挫折感。但因為運動以及病友團體的支持，她在交朋友、分享罹癌過程中，獲得極大的成就感，癌疲憊相關症狀也就跟著漸漸瓦解。

劉大姐是一個非常開朗的女性，在她身上可以感受到許多的正能量，並且影響到周遭的人，許多病友都跟我說：「看到她的笑容，就會覺得好像又有希望了。」

我想這對劉大姐來說，就是最大的回饋了。

治療路上，停看聽

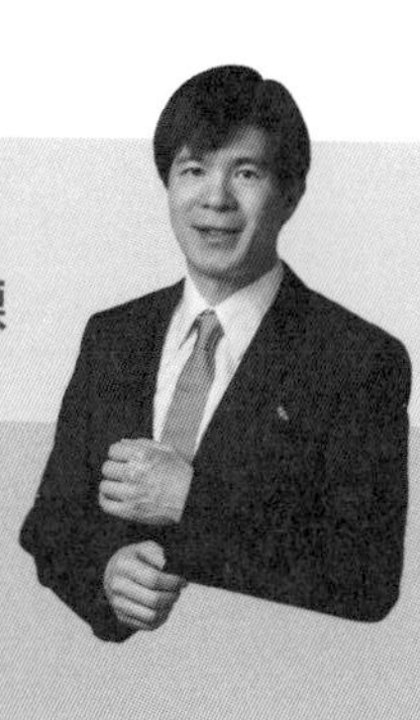

乳癌與骨質疏鬆的關聯性

乳癌轉移最大宗是「骨轉移」，癌細胞會造成蝕骨細胞大量增生，破壞骨骼結構，吃掉骨頭裡的養分來壯大自己，導致骨質流失，進而造成骨質疏鬆。當骨頭疏鬆之後，不只產生疼痛，還會有骨折、易跌倒，甚至因為骨頭沒有辦法吸收鈣質，所以會有高血鈣的問題。

另外，荷爾蒙療法及化療也會流失骨質，所以有些病患需要一邊接受治療，一邊施打補骨針。補骨針主要作用是當癌症轉移至骨骼時，抑制蝕骨細胞吸收骨質的作用，讓乳癌、多發性骨髓瘤及攝護腺癌的患者發生骨轉移時，可以預防發生骨骼相關的併發症。

認識癌疲憊

台灣癌症基金會於二〇一一年進行癌疲憊流行病學調查，台灣高達百分之七十六的癌友在治療過程中，曾經出現或正在

◎ 治療路上，停看聽

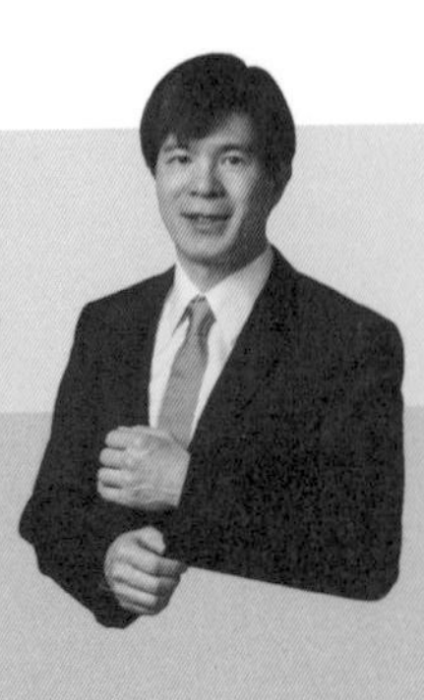

發生癌疲憊的情形。

罹患癌疲憊的病友可能是因為腫瘤本身引起，也可能是治療所引起的副作用，其他還有因為罹癌造成的失眠、焦慮、憂鬱、疼痛，以及壓力等，都會引起癌因性疲憊症。

治療癌疲憊有許多種方式，但「運動」是大家公認的非藥物治療最有效的方法。因為運動可以改善肌肉能量代謝，緩解肌肉萎縮和骨質流失，我們也知道運動可以調節情緒，避免精神鬱悶。

「越不動，就越累。」醫師都會這麼說，只要一天不動，身體的肌肉就會降低百分之三，所以大多數醫師都會建議一週至少運動三到五個小時。但是現在就是感到很累，連動都不想動，該怎麼辦？

此時不用一下子就做激烈運動，有氧運動、抗阻運動、意念運動等都能緩解疲憊感，我們可以先從每天十五分鐘開始，再慢慢地增長時間，就算是輕量運動也有助於改善疲憊症。

此外，黃耆多醣體（PG2），俗稱疲憊針，近期通過衛生福利部核准，可使用於臨床癌症末期因疾病進展導致中重度疲憊症狀的患者，讓癌因性疲憊症的照護又更向前一步。

面對癌疲憊，讓自己養成均衡飲食、良好作息的習慣，加上正確的心態與藥物的輔助，就能幫助自己快快從癌疲憊的狀態中順利畢業！

02

落跑空姐，放飛中！

「我不想做化療了！」她突然堅持出院。
「頭髮一直掉，而且還很不舒服，我不想打了。」由於欣怡堅決不再打化療藥物，只好換成藥物治療，讓她把藥帶回家吃。

還記得，遇到這位病患是一個氣候微涼的秋天，正是適合出外遊玩的季節。
她是一個相當活潑外向的人，非常喜歡到處旅行，因此選擇的工作也非常符合她的興趣——空姐，可以經常飛去國外。

後續治療未跟上，腫瘤捲土重來

「從妳的病歷上看來，在上次開完刀之後，就沒有進行後續治療了？」

「聽說做化療、吃藥會掉頭髮，我還要繼續上班，不能變醜啦！」欣怡對我說：「而且我都開刀把腫瘤拿掉了，應該就好了吧！」

一般手術過後，還需要做化學治療或標靶治療，將癌細胞徹底根除，再看看是否需要做放射治療，當「治療三部曲」完成之後，還需要定期回診追蹤。但是有些病患認為自己的治療已經告一段落，不需要再繼續跟醫師聯繫。

「妳看，現在腫瘤已經長到五公分這麼大了，一定要做後續治療才行。」我指著報告跟她說。

「不是說癌症復發機率很低嗎？都已經把腫瘤切除了，為什麼我會復發？」欣怡激動地問。

確實，癌症復發的機率是百分之五至百分之十左右，但這個數值是建立在病患有好好地走完整個療程，很明顯地，欣怡並沒有。

「因為腫瘤太大了，必須要盡快進行手術。」我對著欣怡說，「這次妳要乖乖配合治療，才不會讓腫瘤有機會『捲土重來』啊！」

本來欣怡的期別是一期，但因為上次沒有好好接受完整的治療，導致淋巴結轉移，變成二期B，為了防止癌細胞繼續擴散，再次進行切除手術，並鼓勵她做化療。

一開始，因為怕化療會讓她變醜，所以非常抗拒，我只好找社工師和個管師一起去跟她聊聊天，讓她知道很多人在關心她，並不會因為外觀的變化而有態度上的轉變，這才讓她敞開心扉，願意接受化學治療。

「我不做化療了！」逃跑病患失聯中

「廖醫師，欣怡說她不想再做化療了！」護理師急匆匆地跑了過來。

「不是才剛做治療嗎？」我翻了翻病歷，發現化學治療只做了三次，心想到底怎麼了。

因為化療讓她一直掉頭髮，而且還很不舒服，經過瞭解和溝通，欣怡仍然堅決不再打化療藥物，只好換成口服抗荷爾蒙藥物治療，讓她把藥帶回家吃。

「妳要按時吃藥、按時回診追蹤喔！」我叮囑著。

剛結束治療的病患需要比較密集回診進行追蹤，大約三個月回診一次，兩年之後就可以半年再回來追蹤，根據以往的經驗及報導來看，發現將近九成復發病患都是在兩年內復發，九成五是三年內會復發，剩下的百分之五是三年以後才復發的病患，所以定期回診是為了追蹤身體的狀況，我都會跟病人說只要當作普通的健檢就好了。

「欣怡這個月又沒來了嗎？」我看著桌曆上的日期，詢問跟診的護理師。

「對……，她這個月還是沒有預約回診。」我看向剛刷新的臉書頁面，出現了欣怡在國外的旅遊照，看著她臉上的燦爛笑容，心中不免感慨，像她一樣怕治療副作用的病人不在少數，要如何讓病患信任、認真地做治療也是我們的課題。

只要願意，我會幫妳直到痊癒

有時候，乳癌嚴重到腫瘤吃穿了皮膚，也不會有感覺，甚至感受不到疼痛，因此有些病患會到腫瘤已經吃穿皮膚，發生流血、流膿的程度，才會被家人發覺之後送到醫院看診，故事中的案例便是如此。

有些病人會因為無法承受治療造成的副作用或是疼痛，而選擇半途而廢，但我不會說只做一半的治療就沒有效果。

《刺胳針》（The Lancet）雜誌在二〇一二年統計過，比較沒有做化療的病患，以及做了小黃莓、小紅莓和紫杉醇治療的病患，最後得出了什麼都沒做的治療是最差的結論；做了傳統的小黃莓與打四次小紅莓的效果一樣好，當然次數也會有影響。但是不管是哪一種乳癌，只要有做小紅莓加紫杉醇的效果最好。

身為醫師，病人將生命交到我的手中，只要對病情有多一點幫助，我必定會全力以赴。所以當遇到不想要治療的病患，即便到了下班時間，我還是會多花些時間傾聽她們內心深處的恐懼。

儘管現在的醫療技術越來越好，但從這些患者的口中，可以得知癌症還是代表著絕望和死亡，以及對於治療副作用的害怕。所以，我也非常理解欣怡這麼抗拒治療的原因。

唯有瞭解不願治療的原因之後，才能適時調整治療計劃，如同欣怡的案例，當病患沒有急迫的治療需要時，便採取開立藥物，讓她帶回家服用。

欣怡找我再次進行手術時，已經是四年前的事了，若以這個時間點來推斷，儘管她只打了三次的化療，但直到現在仍沒有復發的消息，就表示有做化療還是比較好。

我還是經常這麼對病患說：「只要你願意接受治療，就會有機會，我也會盡全力幫助你直到痊癒。」

◎治療路上，停看聽

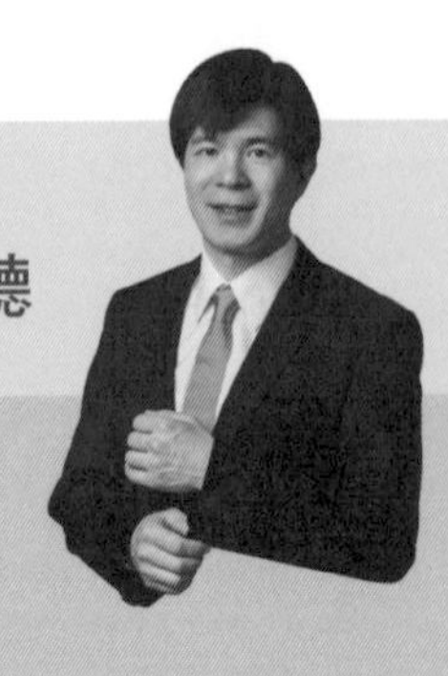

乳癌復發的類型

乳癌治癒後，有百分之十至二十的機率復發，有研究指出，手術後的五到十年內有一定的比例會復發，但復發的機率與原癌別、腫瘤大小、HER2陽性或陰性都有關係。HER2陽性病人的復發機率也比陰性大一點。

依照癌細胞的擴散情形，乳癌復發一般分為局部復發及遠端轉移。

◇**局部復發**：復發後，若來源是同一顆腫瘤、長在同一個位置就是局部復發。如果對側乳房發現癌症，有可能不是原本的乳癌復發，需要特別注意。

若乳房保留手術後復發，會建議接受乳房全切手術；若全乳切除後，復發範圍只侷限在同側的胸壁或皮膚，治療方式則以手術切除為主，再合併其他的治療加以輔助。

◇**遠端轉移**：癌細胞順著血液或從淋巴結往外擴散到其他

部位，最常出現遠端轉移的器官有骨骼、肝臟、肺臟及腦部。大約百分之九十的病患會遠端轉移到骨骼、肝和肺，只有百分之十出現在腦部，但也有可能會同時轉移到數個部位。

醫療科技日新月異，精準醫療的時代已經到來。乳癌復發或轉移後，會再進行組織切片確認是否為原發乳癌及其特性，再針對結果做個人化治療計劃，讓治療效果更好。

03

二十年漫漫長路，與癌和平共處

「妳以前是不是有乳癌的病史？」

「對，但那是二十年前的事情了，我這幾十年都沒有任何症狀，為什麼會突然復發？」黃阿姨全身顫抖地問。

「醫生，最近我的下背一直都很痠痛，是不是網路說的那種老年退化？」

「黃阿姨，妳的狀況可能不是很好。」骨科醫師說，「我幫妳預約了核磁共振，要進一步再檢查一下。」

「不會吧……？」黃阿姨心中的警報鈴開始響起，有一個念頭突然出現在腦海，過了這麼久都沒有事，應該不是她想的那樣。

不管怎麼在心中安慰自己，她還是提著一顆心去做核磁共振。

放鬆警惕，一夕之間全變樣

到了看報告的時間到了，從上次做核磁共振開始，黃阿姨就沒有再睡過一個好覺，夜裡輾轉難眠。

「叮咚！」忐忑不安地等待許久，終於輪到她，從座位到診間不過十秒的距離，那一瞬間全世界彷彿都安靜下來，只剩下心臟的跳動聲，每一步都感到非常沉重……。

「我們從妳的脊髓發現了腫瘤。」因為發現了腫瘤，所以將病人轉到我的門診下，我指著報告說，「妳以前是不是有乳癌的病史？」

「對，但那是二十年前的事情了，我這幾十年都沒有任何症狀，為什麼會突然復發？」黃阿姨全身顫抖地問。

「一般來說，治療後超過五年的癌症復發，理論上應該算是新的腫瘤。」我說，「若是我們把二十年前的原片調出來做對比，如果型態一模一樣，就有可能是二十年前有一些肉眼看不到的癌細胞尚未被殲滅，導致現在復發的狀況。」

黃阿姨在四十歲左右罹患癌症，屬於原位癌，治療結束之後都有持續在追蹤，十年間一次不漏的回診追蹤都沒有復發，卻在一夕之間全變了樣。

以前都沒事，為什麼會突然生病？

「媽！我就說要來看醫生，妳怎麼都不聽？」兒子一踏入診間就責備不停。

「十年都沒有事，我就想說沒事了，就沒有再回醫院追蹤了。」黃阿姨有些委屈地說，她實在沒有想到在第二十年時，一切都變了，這次癌細胞不只在骨頭，竟然也轉移到其他部位了。

「如果家族裡有人曾經患有癌症，那妳就是高風險族群了，就要更加注意，不能疏忽追蹤。」後來回追她的家族病史，才發現有人曾經患有癌症，「就算妳追蹤了十年，因為有癌症基因，所以還是可能復發或罹患新的癌症。」

兒子不再念他媽媽，轉頭問：「以前都沒事啊，也沒有症狀，怎麼這麼突然？」

其實這個邏輯很簡單，我們一出生也都沒有任何病痛，但當長大了以後還是會感冒、會生病啊！

所以，追蹤檢查是必須確實做到的事情，就算是復發，當下可以掌握到及早發現、及早治療的先機。

「所以我就說要來看醫生，妳還不聽，這下可好了，復發了吧！」在門關上之前，還能隱約聽見兒子數落媽媽的話語。

雖然兒子的話說得不怎麼好聽，但從扶著母親的手、眼神裡的擔憂，都可以看得出來他非常愛他的媽媽，只是不擅言詞而已。

別再執著數據，數值高不一定有癌症！

黃阿姨因為長年追蹤沒有症狀而輕忽，最後乳癌復發，讓我想到另一位病人則是太過緊張，導致生活過得戰戰兢兢。

「廖醫師，楊太太又來了。」護理師在叫號之前跟我說了一聲。

「醫生，我的 CA153 指數（乳癌血液腫瘤標記）是二十六欸！我是不是遠端轉移了？」楊太太是一名乳癌患者，目前治療皆已完成，只要定期追蹤是否有復發或是其他的症狀，但她自從生病之後，會看許多網路健康文章，每當有一項符合文章所說的「可能」轉移症狀時，就會跑到門診檢查。

「楊太太，我之前有跟妳說過，這個數值在三十以內都是正常的。」我耐心地回答她的問題。

「我的癌指數越來越高，你都沒有給我做什麼治療！」因為看到某個健康平台的文章，發現自己的指數越來越高，從五到現在的二十六，符合文章的說法，忐忑了一個月，終於受不了。

「我是不是又復發啦？該怎麼辦？我還要抱孫子呢……。」楊太太一直要求我幫她做詳細的檢查，並控訴我都不在意病患。

「這是正常範圍值，這些數據都是參考用的。今天如果妳的指數太高，我當然會幫妳做詳細檢查，不只乳房部分，全身上下都會做一遍。」我還是有些無奈。

但是，如果換位思考，罹癌對於他們來說是一生中的大事件，尤其這年紀的人對於復發都有一種恐懼感，想當然會害怕復發的到來。

我靠在椅背上揉了揉太陽穴，再次打起精神，迎接下一位深受癌症困擾的病患。

行醫多年，接觸過各式各樣的病患，有願意配合的病人，當然也就有比較不願意配合的病患，心情當然還是多少會受影響，但不管發生什麼事情，我都會用專業和耐心好好地說服與醫治。

我可能不是最好的醫師，但我一定會很努力，幫你化解心中的恐懼。

做好準備，抗癌是一輩子的事

抗癌是一輩子的事情，這句話在黃阿姨身上真實體現了。

許多人都跟黃阿姨一樣，雖然常說癌症的「五年存活率」，但並不代表「超過五年就不會復發」，而是表示「罹癌五年之後，還有多少人活著」。

大部分的癌症都會在前五年復發，也就是說超過五年以上的復發率確實會降低，但並不代表一輩子不會復發。

我們可以想像這些癌細胞只是發現情況不對勁，就在體內找個地方潛伏起來，等到你的身體狀況不佳、免疫力降低之後，只要一找到機會，這些癌細胞就會東山再起！

多年後復發，對於大多數病人會是一個重大的打擊，好不容易脫離了癌症病人的身分，沒想到卻要再次面對死亡的威脅感，而且走到了這個階段，身體的狀況也不像年輕時那麼健壯，需要重新面對治療的焦慮，以及副作用所造成的不適感。

當面臨復發時，鼓起勇氣，停下腳步，聆聽醫師的建議，定期回診追蹤，才是對自己最好的保護之道。

治療路上，停看聽

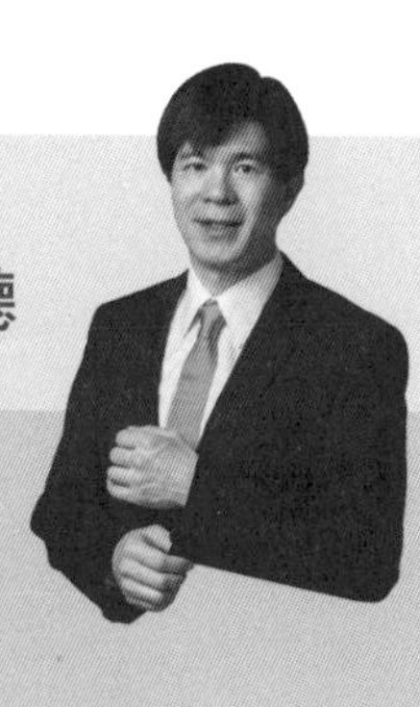

轉移性乳癌的新治療

為什麼很多人對於追蹤這件事，感到壓力很大，那是因為害怕復發而死亡。

癌症復發有三分之一的機率是局部復發，這種情況只要將腫瘤切除就好了；三分之一是遠端轉移，這時就算是癌症末期；接著是最糟糕的情況——局部復發加遠端轉移。

局部切除手術幾乎都是局部再生的機會比較大，而局部再生一般不會影響到存活率，相反地，遠端轉移才會真正影響到存活的時間。

黃阿姨的腫瘤類型屬於管腔型，台灣的乳癌病人有將近六成以荷爾蒙陽性居多，這類乳癌多以抗荷爾蒙藥物治療為主，依患者情況與期別再給予化學或放射治療。根據評估之後，針對黃阿姨的治療方式選擇採取細胞週期抑制劑（CDK4/6 抑制劑）和抗荷爾蒙的藥一起服用，直到現在仍維持穩定的狀態。

治療路上，停看聽

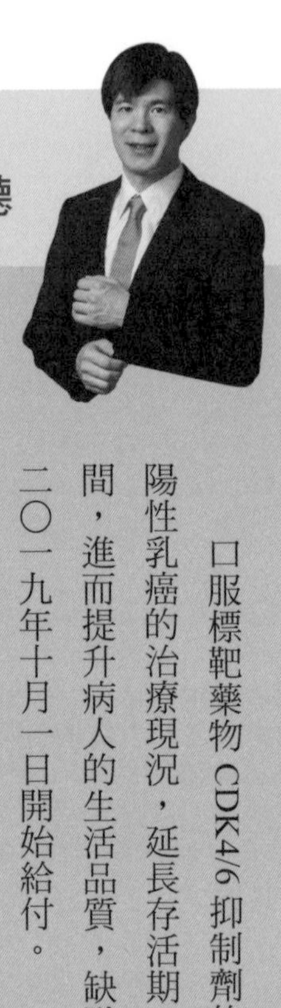

口服標靶藥物 CDK4/6 抑制劑的出現，改變了荷爾蒙受體陽性乳癌的治療現況，延長存活期，因此延緩了化療的介入時間，進而提升病人的生活品質，缺點是價格昂貴，但健保已在二〇一九年十月一日開始給付。

腫瘤指數高，就表示罹癌嗎？

癌症病人口中經常問到的「腫瘤指數」是什麼？指數高低又代表什麼呢？

一般我們口中的「腫瘤指數」指的是「血清腫瘤標記」，在癌症病人的血清、尿液，或是腫瘤組織中有比正常人「較高」的數值，這些數值可讓醫師做臨床早期診斷、治療前後追蹤或偵測復發等參考。

但目前尚未有既敏感（sensitive）又特定（specific）的理想腫瘤指標，所謂「不敏感」是說指數雖高，但不見得有罹癌；「無特異性」則是代表造成指數高的原因有很多，因此數據只能當作參考用，並無法作為判斷的依據。

簡單來說，癌抗原153（CA153）是乳腺上皮細胞細胞膜的醣蛋白，早期乳癌患者只有百分之十五至三十三的數值會上揚，但數值上揚不代表就是罹患乳癌，也有可能是其他病症，如肺癌、肝臟疾病，甚至百分之五的少數正常人亦可能有這種結果。

也就是說，把CA153用來偵測乳癌的正確性（敏感度與特異度）不高，所以只能作為乳癌篩檢的輔助角色。但對那些術後之患者，在追蹤過程中，只要CA153的數值升高，就要積極評估乳癌是否有局部復發或是遠處轉移。

04

我的太太，拜託醫師照顧了！

小樹先生為了負擔照顧之責，也把工作都辭掉了。在細節處都非常細心的他，看得護理師都頻頻稱讚，果真是「新好男人」的典範。

「我欲甲你攬牢牢，因為驚你半暝啊爬起來哭，甲你攬塊心肝頭，乎你對人生袂擱茫渺渺；我欲甲你攬牢牢，不免驚驚驚見笑，世事乎人想袂曉，需要一個肩甲頭……。」——江蕙《甲你攬牢牢》

那天我在巡房的時候，聽到小樹先生哼唱這首歌，給病床上的小樹太太，本來是女生觀點的歌詞，卻唱出了一名男人的需要與承擔。就那一下子，眼眶瞬間熱了上來……。

左邊癒後，右邊卻蠢蠢欲動

不用我說，就知道這是對非常恩愛的夫妻，兩位都是學校教師，年紀在三十五歲左右，可以說還在青年的階段。由於名字中有「樹」，所以他們戲稱為小樹夫妻檔。

小樹太太在五、六年前，左邊就已經罹患過乳癌，因為只是一期，術後至門診追蹤即可，如今來到我的診間，已經換成右邊有異狀。

「腫瘤已經長到這麼大了，這種情形有多久了呢？」我關切地問。

「之前有去看中醫，都說只是乳腺炎而已，沒想到這麼嚴重……。」小樹太太一臉驚恐，好像聽到不好的事情。根據初步觀察患部，這已經不是單純的乳腺炎而已，肝臟也發現有了轉移現象。

「只要切除就好了嗎？會不會有問題？」小樹先生在一旁已經擔心起來。

面對小樹夫妻滿是緊張的神情，我趕快安撫情緒：「你們不用擔心，目前醫療相當進步，好好接受治療都能夠獲得穩定的控制，沒問題的！」

「我的太太，就拜託醫師照顧了！」步出診間時，小樹先生懇切地望著我。

做彼此的肩甲頭，恩愛夫妻共扶持

小樹太太過去已經有罹癌與治療經驗，照理說對於癌症應該更加敏銳才是，加上夫妻都是教師，面對身體的問題，應該更有警覺，知道要進一步詢問專科醫師。

我不免有些擔心，若是遇到相同情況的話，那些住在偏鄉地區的民眾，對於身體異狀是否會更加疏忽呢？

所幸透過化療與放射治療的治療之下，小樹太太的癌細胞慢慢控制住，不過由於個人體質問題，每次打完化療的當天，她就會有嘔吐、反胃、暈眩等副作用，因此建議其每次住院治療都多留一天，一方面觀察情況，一方面可以好好靜養。

小樹先生為了負擔照顧之責，也把工作都辭掉了。在細節處都非常細心的他，看得護理師都頻頻稱讚，果真是「新好男人」的典範。一個眼神、一聲叫喚，就知道太太需要什麼，由此可見兩人相知之深。

就是在某一天早晨，我例行前往巡房，就看到一名溫柔的先生，對著病床上喝著粥的太太，唱著江蕙的《甲你攬牢牢》，樸質的歌聲，卻透露著身為人夫對於一名妻子最真實的愛意：「我欲甲你攬牢牢，乎我陪你唱同調，分擔你的憂，你的愁甲你的哭，哭完心事著無了了……。」

這時的小樹太太沒有哭，倒是甜蜜地笑了。小樹先生也因為看到太太喝了粥，也心滿意足地跟著笑了。

這對小樹夫妻，讓我見證了患難見真情的愛情，也明白相知相惜的力量。

醫病也醫心，關於病情告知與因應

一對年輕的夫妻，面臨癌症的關卡時，可以如何因應？

這個案例中的小樹夫妻，儘管有教育者的背景，卻可能因為疏忽，而未能及早留意到身體發出的警訊。這就提醒我們，身體任何微小的異樣，都要有所留意，當然這裡並非要我們過度擔心，只是若有一個小毛病持續未癒，就要進一步前往醫院，進行相關檢查。

除此之外，當年輕癌友對於疾病有所疑慮而前來醫院，可能抱持著恐懼或擔心，此時醫師的角色不只是醫療者而已，也是一名疾病告知的引領者，透過病情的告知，讓病患確切知道身體的狀態、疾病的進展，以及未來治療的面向，並且給予希望感。

倘若遇到情緒張力表現比較大的民眾，一來需要慢慢引領，允許當事人悲傷及哭泣，把心中的害怕、擔憂宣洩出來，隨後才有接受的契機；二來需要透過家庭會議，在家屬在場下共同來討論後續的治療方向，獲得共識。

在整個治療過程中，醫師的陪伴可謂至關重要，年輕病人及家屬相信醫師的專業，身為一名醫者，更需要把這份託付，化為無形的撫慰。

治療路上，停看聽

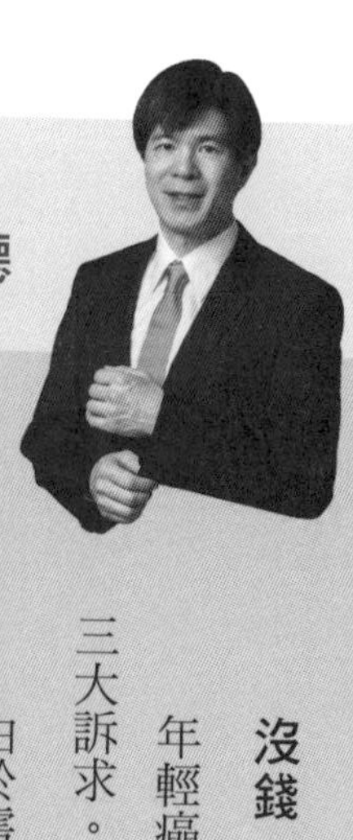

沒錢、沒人、沒資源？年輕癌友抗癌困境

年輕癌友面臨著多重困境，經濟、照顧和復健是最常見的三大訴求。

由於需要三不五時請假到醫院治療，除了醫療開銷之外，還要承受因為疾病而造成職場上的歧視，再加上年輕癌友原本是家裡的頂梁柱，因此更會認為自己造成父母的負擔，罪惡感襲上心頭，心中充滿拉扯。

當癌友有需求時，可以先找主治醫療團隊以及社工師進行協助，經過評估過後，再轉介資源或是提供資訊諮詢。除了政府機關之外，民間社會的資源也不少，許多公益組織、病友協會、癌症相關基金會、慈善團體與善心人士，都可以適當提供服務與資源，來協助癌友克服治療過程中的經濟、減緩照顧過程的壓力。

05 現在的我，很漂亮！

「廖醫師，你覺得要C罩杯，還是D罩杯？」小芸拿出整形科醫師提供的照片，上面有兩個罩杯的比對圖。

「妳覺得哪一個會讓自己更有自信，就可以了。」我微微笑。

「讓我們把現場交還給主播……。」有著一頭長髮的記者，嚴肅地站在事發現場，快速卻又清晰地說明現況。

「嗯？聲音似乎有點耳熟欸。」我轉頭一看，果然是我的病人。

小芸一開始的乳癌是原位癌，因此採取局部切除的手術，將五公分大小的腫瘤取出，同時再從切口塞入新的膠原蛋白，如此一來，從外型就看不出有動手術的痕跡。

我不想光頭出現在電視上

很多人以為罹患乳癌就等於會少乳房，我看過很多個案因為乳房全切而導致憂鬱，從原本喜歡旅遊的人，因為害怕與人同房被發現她的殘缺，最後不再出門玩，成天待在家中。

所以，如果病患條件允許，我盡量都是採取局切並同時重建，因為知道乳房對於女孩子的心理影響是多麼地大。

當初是用穿刺檢查，沒想到將取出來的五公分腫瘤拿去化驗時，竟已經是乳癌一期了，所幸已經將腫瘤取出，所以也就不用再進行化療。

「太好了！我還在想要是化療掉頭髮怎麼辦？我不能光著頭出現在電視上啊！」她開心的神情浮現在臉上，原本有些蒼白的臉，因興奮而染紅，氣色彷彿好了許多。

小芸是一名電視台記者，長得非常漂亮，尤其是那頭可以拍洗髮精廣告的直順長髮，更是她的寶貝。所以，對她來說，化療造成的落髮副作用是最擔心的事情，甚至曾經跟我說過，她已經找好一頂假髮了。

我可以重建乳房嗎？

「醫生，我可以重建乳房嗎？」有一天，她回到我的門診神色緊張地問。

「為什麼突然要重建乳房？」其實，當初在局部切除時，已經有塞膠原蛋白，算是重建的一部分，因而覺得有些疑惑。

「就我那個室友啊，」小芸經常開玩笑說她和先生是室友關係，他嫌 B 罩杯太小了，「所以我想了想，就去找整形外科諮詢，也回來問問廖醫師的意見。」

客觀來說，小芸的長相是會讓人為之一亮，把她放進一群人中間，也會馬上被吸引住目光，個性也非常陽光但又很聽話，在討論治療的時候，我們跟她說要局部切除，她只問了一些疑問就接受了。

沒想到才過了不久，小芸眼裡的自信已經消失，取而代之的是自卑。

「我認為現在的妳就很好了。」我說，儘管只是做局部切除手術，仍然對小芸的自信心有些打擊，再加上先生的嫌棄，讓她有一段時間自我懷疑，最後下定決心到醫院諮詢乳房重建事宜。

乳房重建，找回自信

「廖醫師，你覺得要C罩杯，還是D罩杯？」小芸拿出整形科醫師提供的照片，上面有兩個罩杯的比對圖。

「妳覺得哪一個會讓自己更有自信，就可以了！但是如果一定要重建的話，可能會取闊背肌或腹部皮瓣植入喔。」我微笑地對她說，同時提供一些專業分析。

「嗨！廖醫師，好久不見！」再次看到她是在重建乳房之後了，她不再是低著頭，也敢直視對方的眼睛，「你知道嗎？大家都說我很漂亮，還有女同事會來觀摩觀摩！」她開心地跟我分享。

「那妳呢？妳覺得自己漂亮嗎？」

「嗯！現在的我很漂亮！」小芸毫不猶豫地回答。

我在乎的，是病人的心理健康

乳癌的治療手術最好還是以保留乳房為主，自身的乳房是最漂亮的；但有些病人因腫瘤較大或位置不恰當，不得不全切除時，就會建議等病情穩定之後，再做重建手術，主要是因為可能影響後續化學治療及放射治療。

但有時候腫瘤過大，我們也可以先打化療，讓腫瘤消滅縮小之後，再來進行局切手術，如此一來，胸部的傷口就會變得比較小，容易隱藏。

很多人問我為什麼要這樣做？因為我不只關心身體的醫治，也在乎病人的心理健康。

我說過，我們能夠掌握在手中的事情之一是愉悅的情緒，當我們每天都要面對身體上的缺陷時，怎麼可能會開心呢？所以，當評估病患的身體狀況後，有九成的病患，我都會建議使用局切，僅少數患者採用全切手術。

當罹患乳癌已經成為既定事實，就試著去接納，勇敢面對，相信醫師並配合醫囑。最重要的是，不管身體是否有缺陷，都要多疼惜自己一點，保持愉悅的心情是最重要的事。

雖然我們不能掌握生命的長短，但可以在有限的生命裡，讓自己活得亮麗、有尊嚴，每天對著鏡子裡的自己說：「我依然是最美麗的！」

當我聽到小芸的回答，作為一位能把信心帶給病患的醫師，讓我非常開心。

治療路上，停看聽

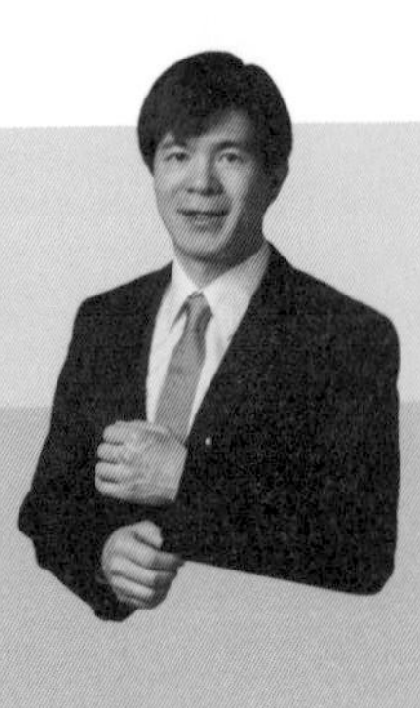

一定要把乳房全切掉嗎？

很多病患都以為只要得了乳癌，就一定要全切，其實這是錯誤觀念！

從醫這麼多年，許多病患都說我有一句話讓她們感到非常安心，那就是：「不用全切，可以做保留手術。」在得知罹癌的當下，病患一定感到十分焦慮，若這時再跟她說要把乳房全部切除，我相信她們會感到相當慌亂，就算再怎麼開朗的個性都會感到不安。

即便到了資訊發達的現在，仍然會遇到十個人當中，有九個人都以為要乳房全切，所以不敢到醫院檢查治療，最後導致癌症惡化的情況。

最近才碰到一個案例，門診護理師的媽媽是三陰性乳癌，但腫瘤才一公分大小就全切，其實可以局部切除就好。以前很多醫師面對三陰性乳癌時，都會建議全切，但全切不一定會比較好。

研究發現，三陰性乳癌局部切除再搭配放射治療的效果，比起全切但未做放射治療還要來得好；局切加放射治療跟全切加放射治療效果一樣好，既然這樣，為什麼還要執著於全切呢？

乳房重建有哪些？該怎麼選？

簡單來說，乳房重建就是重新塑造一個新的乳房、乳暈和乳頭，手術方式可以簡單分為義乳植入和自體組織重建法。選擇哪一種方法，就得看自身的條件因素，例如手術後胸壁的鬆弛程度、皮膚的厚薄度、胸大肌／小肌是否完整。另外，醫師的建議，以及病人的偏好，也是重要考量之一。

每一位乳癌病人都有權利要求做乳房重建，可以分成立即重建或是延遲重建，端看當時病人的狀況而定。

治療路上，停看聽

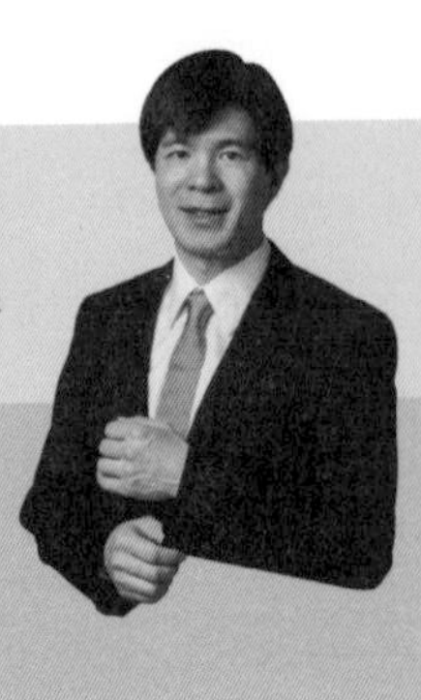

以前大多都是延遲性重建，擔心立即性重建會干擾後續治療，例如放射線治療及化學治療，也擔心重建的乳房使癌症追蹤變得困難。隨著醫療科技的演進與研究，立即性重建已經普遍被接受。

◇**立即性重建**：在進行乳房切除手術時，立即重建乳房。病患在麻醉消退後，看見沒有缺陷的自己，同時腫瘤也已經去除，對病患的心理衝擊其實是最低的狀況。再者，重建的乳房也比較美觀，疤痕也較少。

◇**延遲性重建**：在第一次乳房切除手術時，因恐懼心理和擔心手術的成功率等因素，沒有完成乳房重建，或者是不知道有乳房重建這種選擇，在完成治療一段時間後，所進行的乳房重建。

乳房重建手術可以降低乳房切除對婦女身心造成的衝擊，並且改善生活品質。

裝義乳，會增加罹癌風險？

為了讓自己更加好看、有線條，有些人會選擇隆乳；乳癌患者也會選擇裝義乳，重拾自信，不過，這些植入物會增加罹癌風險嗎？

現在大部分的義乳都是放在胸大肌的後面，如此並不影響我們之後的追蹤，當然也不會增加罹癌的風險。而有罹癌風險的是以前使用的一種粗糙面的矽膠義乳，但風險值為十萬分之一，就跟飛機掉下來的機率一樣，不需要太過擔憂。

06 查甫人，也需要看婦科？

上衣裡面的右乳頭整個凹陷、潰爛，周圍都是紅疹，觸診時發現有一個硬塊，後續結合超音波檢查和切片報告，我確定伯伯罹患了乳癌管腔型，他為此感到十分訝異：「我是查甫人欸，怎麼可能得乳癌？」

很多人都以為乳癌只針對中年以後的女性，其實在臨床上，我看過不少罹患乳癌的男性，以及非常年輕的學生也會罹癌。

罹患乳癌，對一般男性來說，根本是無稽之談；對年輕癌友來說，則是晴天霹靂。

我是查甫人欸，怎麼可能得乳癌！

「放眼整個韓國，我還是頭一次聽說有男的得到乳癌。」這句話是從韓劇《忌妒的化身》男主角口中所說出，因為不想承認自己罹患乳癌而延誤治療。

此劇講述男主角患上乳癌，在醫院等候治療時，受盡其他女患者的白眼而抗拒治療，女主角為鼓勵男主角，假裝自己也是乳癌患者，陪同男主角一起抗癌的故事。男主角的憂慮不只是在韓劇中才會發生，在現實生活也活生生上演着。

「醫生……，你好。」走進門診的不再是女性，而是一位七十歲的伯伯，緊握的雙手擺在肚子前，感覺有些尷尬地走進診間。

「醫生，我覺得這邊腫腫的，會不會有什麼問題啊？」伯伯小小聲地說，彷彿再大聲一點就會被別人聽到。

這位伯伯一開始摸到右胸有一個腫塊，他以為是因為吃心臟病的藥物，所導致胸部變大，加上身邊在吃藥的朋友也有一樣的問題，也就沒有放在心上。只是後來逐漸感到疼痛，直到前一陣子實在受不了了，才來看診。

「來！先幫我把衣服掀開。」上衣裡面的右乳頭整個凹陷、潰爛，周圍都是紅瘮，觸診時發現有一個硬塊，後續結合超音波檢查和切片報告，我確定伯伯罹患了乳癌管腔型，他為此感到十分訝異：「我是查甫人欸，怎麼可能得乳癌？」

乳癌不是女性專利

「男人也有胸啊，當然也會得到乳癌。」我回答。

乳癌並不是女人的專利，男性雖然沒有乳房，但也有少量的乳腺組織，因此也有病變的可能。由於男性早期乳癌確診率較低，主要是因為認為乳癌是女性才會有的疾病，對乳癌的相關保健及預防認知度不足，當有症狀發生時，就會認為是發炎或是感染，以致於多數男性在確診時，往往已經進入晚期，甚至轉移到其他器官，因此預後狀況和存活率往往不如女性乳癌患者。

「我又沒有乳房，怎麼治療？」

即便解釋男性也會罹患乳癌，伯伯還是無法理解，也許是心裡不願意接受，才不想理解。

男性的乳癌治療和女性一樣，雖然男性沒有卵巢，但體內的芳香環酶會將雄性激素轉為女性荷爾蒙刺激乳房，所以只要將腫瘤細胞切除後，再按照癌別與特性，來決定下一步是否需要化療或放射治療。

因此，評估過後，伯伯在手術切除後，按時服用藥物就可以了。不過，伯伯比較特別的地方在於，他有比一般男性還高的雌激素，但開了藥單後，讓伯伯按時服用，下次再來回診追蹤時，癌細胞已經幾乎殲滅。

「廖醫師，多謝你欸，駒挖恢復健康！」操著一口台語，阿伯回診時，靦腆地道謝，讓我感到意外又有些可愛，心中越發覺得可以當醫生真好！

疾病不分性別，別因尷尬而耽誤治療

「男人也會來做這個檢查嗎？」當男性在等候檢查時，聽到周遭女性的竊竊私語，感受到身上投以的目光，使得男性在抗病過程中感到難堪，變得更難接受自己罹病的事實，甚至諱疾忌醫。

罹患乳癌的男性不僅要承受身體的病痛之外，更多的是心理上的負擔與多方面的衝擊，男性可能會與「女性化」拉上等號，因此就醫之前往往先上演一番拉鋸戰。

然而在醫師眼裡，疾病從來不分性別以及年齡，不需要對此感到尷尬或難堪，千萬不要耽誤治療，造成更加嚴重的後果。癌症是對生活態度的提醒，改變生活習慣，轉身就是嶄新的未來。

治療路上，停看聽

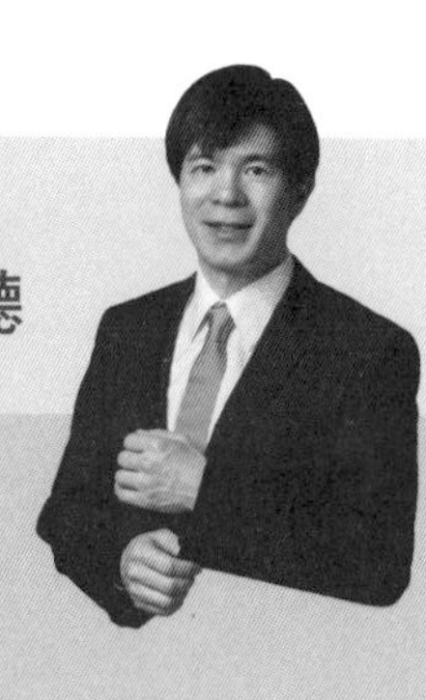

男生也有乳癌，這五種人要當心！

根據數據顯示，台灣男性罹患乳癌的發生率是女性的兩百分之一，平均一年只有不到三十個病例，可以說是十分罕見。

男性乳癌患者的病徵與女性沒有太大差異，胸部都會感受到有一個腫塊，其實男性相對女性而言，乳房沒有女性豐滿，因而比較容易摸到乳房的腫塊，但經常會誤以為是肌肉而不在意，導致檢查出癌症時已經為時已晚。

若有乳癌的家族病史、六十到六十五歲的男性、體內男酮素低下、曾患有女乳症或身材肥胖者、睪丸受過傷，或患有隱睪症的人都要當心！

白袍專欄 03

乳癌治療路上的關懷筆記——上醫治未病，日常抗癌做好三件事！

有一個故事是這麼說的：春秋戰國時代有一個神醫扁鵲，他有兩個哥哥。

魏文侯曾經問扁鵲：「聽說你家三兄弟都習醫，誰的醫術比較高明呢？人人都稱你是神醫，另外兩個哥哥又如何？」

扁鵲說：「兄弟三人，我的醫術最差！」

防患於未然，從日常生活中保養

魏文侯大吃一驚：「為什麼呢？何以其他兩位名不見經傳？」

扁鵲繼續說：「大哥醫術之高，治病於無形，正所謂『上醫治未病』。比如說一個人生活作息不好，晚睡熬夜，然後有憂鬱症，心情無法保持愉快，他就會提醒他趕快改正，就能免於生病。」

魏文侯稱頌道：「還沒生病之前，就幫別人治好了，難怪大家都沒聽過他的名字！那二哥呢？」

扁鵲笑著說：「二哥專門醫治人們的小毛病，正所謂『中醫治欲病』，比如說在一個人發生小感冒時，用藥物或針灸幫病人治療痊癒，就不會釀成大病，因此聲名也只在鄉里間傳開而已。」

魏文侯大笑一聲：「妙絕，那你自己呢？」

扁鵲接著說：「正所謂『下醫治已病』，我剛好遇到的都是病入膏肓的人，重症只好下猛藥，那些從鬼門關前走一遭回來的人，自然加油添醋地把我吹捧上了天，誤讓全世界都以為我是神醫了！」

這個故事除了顯示出扁鵲的謙虛，也看見他的智慧，呼應《黃帝內經》所記載的「上醫治未病，中醫治欲病，下醫治已病。」

反觀現在的醫療，我們大多做的都是比較後段的功夫，因此我在這本書的第三部分，希望呈現出「術後的天空」，分享如何從日常生活中保養，提醒走出醫院的朋友持續追蹤，讓自己遠離復發的風險，保持永遠的健康狀態。

如果在過程中發現了一些徵兆，或是覺得有一些奇怪現象的時候，就可以諮詢專業醫師，防患於未然，遠離疾病的侵擾與威脅，為自己做到「上醫治未病」的養生重點。

罹癌年輕化，重新審視生活

「你問我為什麼罹癌／不知道難道要我博杯／最近罹癌年紀不斷下修搞得像感冒一樣常見／這些年年輕台灣女孩怎麼特別衰呢／那些年我們一起追的女孩怎麼一個個罹癌／癌症開始好發在這個年輕的世代。」——謝采倪《癌友ㄟ心內歌》

這段RAP是年輕癌友謝采倪為了diss自己的病而做的，宣洩罹癌的厭世感。

新世代的女性身兼家庭、職場多種角色，忙碌的生活型態，以及飲食習慣的改變，高達三成個案都是低於五十歲的「年輕型」乳癌，並且有越來越年輕化的趨勢。最近幾年，我的門診也經常被非常年輕的患者敲門。

「醫生，我們家都非常注重養生，她平時還有規律運動，也不熬夜，為什麼還是得了癌症？」一中年婦女在聽到女兒的報告結果時，頓時哭了出來，而坐在一旁的主角則是反過來安慰媽媽。

「媽，我們聽醫生怎麼說，該做的治療，我都會好好配合。」診間裡年輕人的身影，往往展現出過人的堅強，著實讓人心疼。

年輕的乳癌患者具有腫瘤較大、惡性度高、容易轉移的特性，特別是三十五歲以下的極年輕乳癌患者，時刻會面臨到復發的危機。

因此，年輕癌友的身心往往面臨更為巨大的衝擊，不只要擔心外觀上的改變，以及往後生育能力可能因治療而降低，從而導致焦慮、徬徨，甚至湧上逃離治療的想法。

但是別擔心，拜現今醫療科技的進步之下，不管是施行局部切除或是全部切除手術，在治療結束之後，如果有意願的話，都可以安排乳房重建手術，在持續的治療與追蹤之下，重新審視生活，遠離致癌因子，調整腳步，找回健康。

腫瘤不可控，但這三件事可以親自掌握

在行醫的這幾年當中，病人最常擔心的事情就是癌症復發，導致生活得戰戰兢兢、投鼠忌器，看了某本書或是某篇報導，開始擔心自己的癌症復發。

其實，很多事情都不是我們可以掌控，所以通常我會建議病患做這三件事情就好：

◇均衡營養不可缺

如果這個不能吃、那個也不能吃，反而營養不均衡。假如每餐都有五蔬果，三餐就吃下很多種蔬果，一個禮拜攝取下來，營養素將更加多元了！

現代人經常外食，會選擇綜合維生素來吃，但維生素畢竟是人工的東西，與其花費大量金錢購買營養品，不如到菜市場買新鮮的蔬果更好，每天都吃剛摘下來的食物是最好的方式！

◇規律運動不可忘

運動可以治百病，也能夠為健康帶來良好的改善，但這不是要你做很激烈的運動，根據幾個歐美的大型研究指出，每天走五公里，也就是一萬步，對身體會有所幫助，提高免疫力。

過去提倡的「333運動法則」可作為參考：每週至少規律運動三次，每次至少三十分鐘，而且每次運動後的心跳速率需達到每分鐘一百三十次以上。

如今，也有人提出「111運動法則」，藉由原地往上跳，同時雙手伸直往上拍擊，達到每次運動十分鐘，心跳速率達每分鐘一百一十下的微喘程度，配合早、中、晚各一次，亦能達到減壓之效，可依個人需求自行評估執行方式，最大原則——讓自己動就對了。

◇心情愉悅不可少

當你心情不好時，導致熬夜、壓力太大，反而會影響到身體的內分泌系統，使得免疫力下降。

不要常常患得患失，或是對於檢查指數的高低起伏過於擔憂，讓自己陷入數據迷思當中，記得心情放輕鬆，此時除了可以多往接觸大自然，還可以透過心理諮詢，找到另一個解憂的出口，找回陽光正向的信念。

此時，親友們的鼓勵與陪伴，也是相當重要的一件事。

也許我無法成為每個人的主治大夫，希望這份白袍的心念，透過這本正向且溫暖的作品，為讀者帶來健康的期許，陽光療癒的力量。

預防醫學

預防重於治療，見微知著，讓預防醫學恢復淨化我們的身心靈。

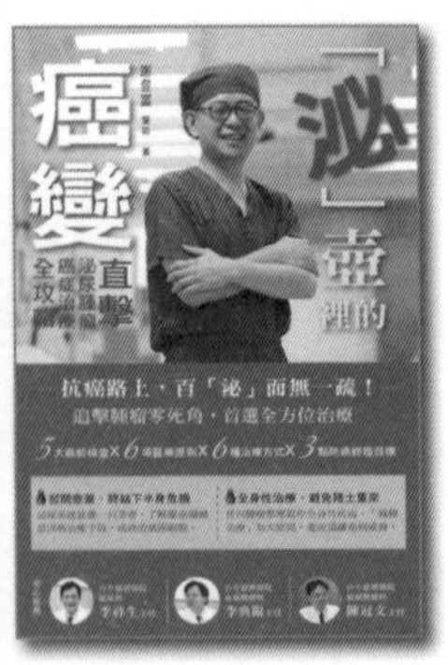

「泌」壺裡的癌變：直擊泌尿腫瘤，癌症治療全攻略

謝登富 醫師 ◎ 著
定價 ◎ 350 元

抗癌路上，百「泌」而無一疏！追擊腫瘤零死角，首選全方位治療，5 大癌前檢查 x 6 項醫療原則 x 6 種治療方式 x3 點防癌終極目標。

本書以泌尿系統癌症為例，全面解說癌前檢查、預防、多元治療方式、術後養護，以及近期更新趨勢的細胞治療、免疫治療到臨床試驗等。

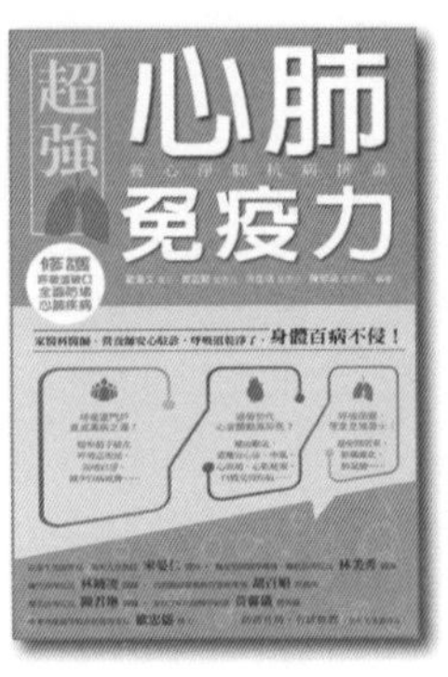

超強心肺免疫力：養心淨肺抗病排毒

歐瀚文 醫師、
賀菡懿 營養師、洪佳琪 營養師、
陳郁涵 營養師 ◎ 著
定價 ◎ 280 元

修護呼吸道破口，全面防堵心肺疾病！防疫抗病第一線，淨肺養心，讓身體「長治久安」，家醫師、營養師安心駐診，呼吸道乾淨了，身體百病不侵。

功能醫學權威醫師、營養師聯手進駐你家，提供強健心肺功能的營養飲食與生活提案。

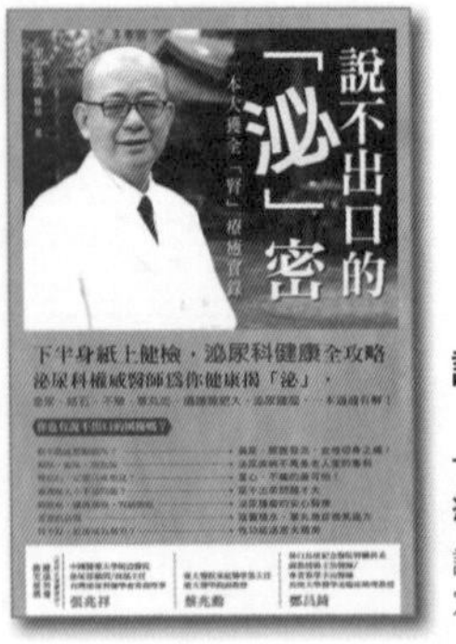

說不出口的「泌」密：一本大獲全「腎」療癒實錄

謝登富 醫師 ◎ 著
定價 ◎ 320 元

泌尿科權威醫師為你健康揭「泌」，急尿、結石、不舉、睪丸炎、攝護腺肥大、泌尿腫瘤的安心醫療！

你有說不出口的困擾嗎？ 下半身紙上健檢，泌尿科健康全攻略。

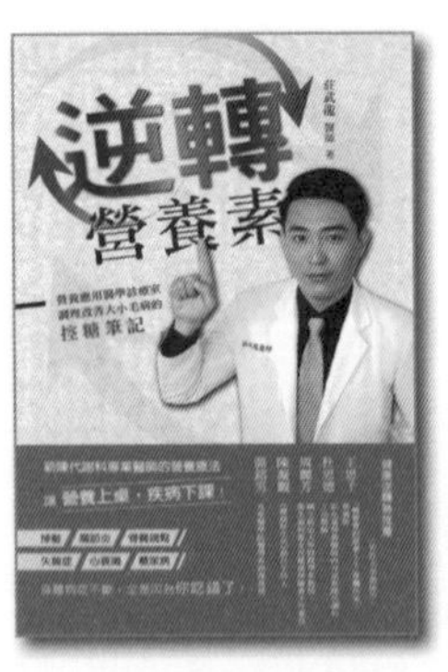

逆轉營養素：營養應用醫學診療室，調理、改善大小毛病的控糖筆記

莊武龍 醫師 ◎ 著
定價 ◎ 350 元

無藥可醫？《逆轉營養素》讓你不藥而解！不用藥的營養療法，不是什麼病都需要吃藥

吃下的食物，營養真的有被吸收嗎？現代人的文明病常常是營養不均導致，身體是好是壞，都是「吃」出來的。不再跑醫院，讓身體保持最佳狀態，從吃對營養開始。

精選好書　盡在博思

Facebook 粉絲團 facebook.com/BroadThinkTank
博思智庫官網 http://www.broadthink.com.tw/
博士健康網 | DR. HEALTH http://www.healthdoctor.com.tw/

預防醫學

預防重於治療，見微知著，讓預防醫學恢復淨化我們的身心靈。

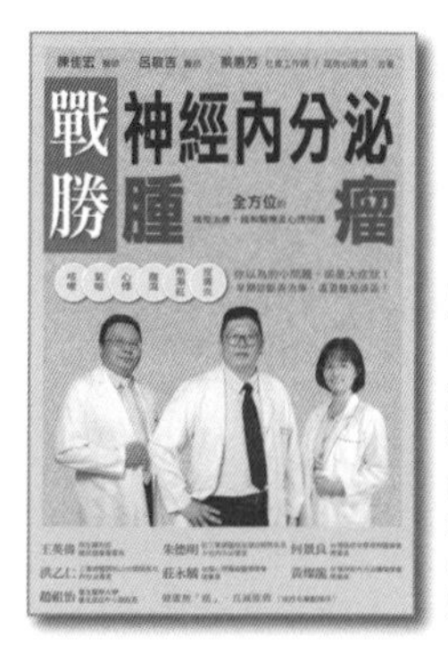

戰勝神經內分泌腫瘤：全方位的積極治療、緩和醫療及心理照護

陳佳宏醫師、呂敏吉醫師、蔡惠芳社會工作師／諮商心理師 ◎ 著
定價 ◎ 350 元

台灣首本專論全方位預防神經內分泌腫瘤！神經內分泌腫瘤不是罕見疾病，盛行率比胃癌、胰臟癌更高！
全身的內分泌和神經系統作用的地方，都有可能引爆地雷，咳嗽、氣喘、腹瀉、心悸、熱潮紅、皮膚炎……，你以為的小問題，卻是大症狀，早期診斷與治療，遠避腫瘤誤區。

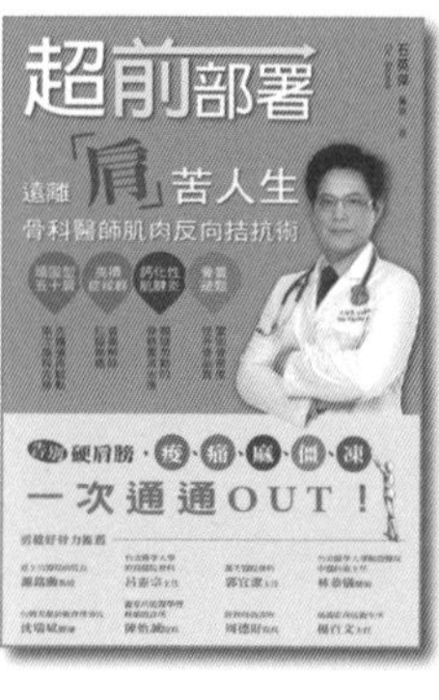

超前部署！遠離「肩」苦人生，骨科醫師的肌肉反向拮抗術

石英傑 醫師 ◎ 著
定價 ◎ 350 元

告別硬肩膀，痠、痛、麻、僵、凍 一次通通 OUT ！吾 Want 再舉，一次得解，從此揮別肩苦人生！
你的肩膀是不是也處在水深火熱？石醫師將從肩膀構造、致病原因、治療方式、居家保健動作，一一解釋，深入淺出，也提出日常的錯誤習慣，根除肩膀疼痛，找回生活品質！

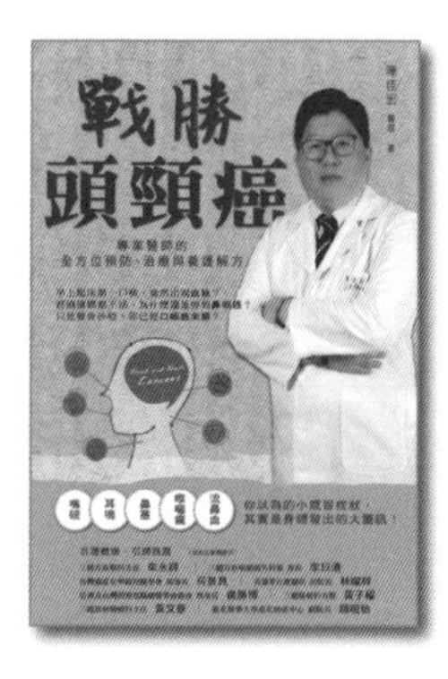

戰勝頭頸癌：專業醫師的全方位預防、治療與養護解方

陳佳宏醫師 ◎ 著
定價 ◎ 320 元

當頭頸癌找上門，就算有口也難言！嘴破、耳鳴、鼻塞、喉嚨痛、流鼻血……，你以為的小感冒症狀，其實是身體發出的大警訊！
台灣第一本全方位預防頭頸癌，健康首選專論，仁心良醫守護在側，預防頭頸癌從日常做起。

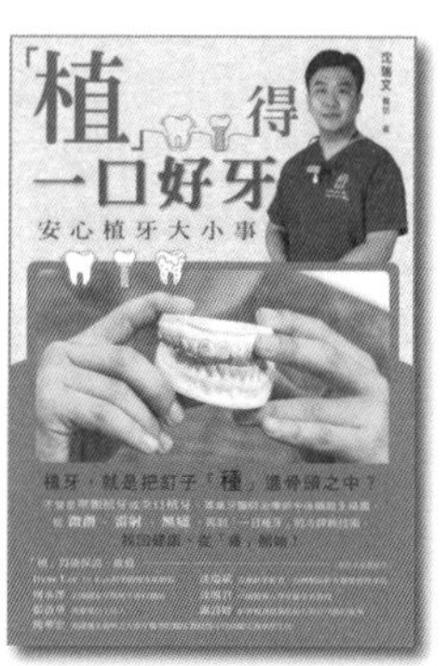

「植」得一口好牙：安心植牙大小事

沈瑞文 醫師 ◎ 編著
定價 ◎ 320 元

健康，從「齒」招來！「植」行任務，由「齒」可見……
植牙，就是把釘子「種」進骨頭之中？不管是單顆植牙或全口植牙，專業牙醫師治療前中後細節全揭露，從微創、雷射、無痛，再到「一日植牙」的冷銲新技術，找回健康，從「齒」開始！

國家圖書館出版品預行編目 (CIP) 資料

白袍之心：乳癌治療路上的陪伴 / 廖國秀作．
-- 第一版．-- 臺北市：博思智庫股份有限公司，
民 110.08 面；公分

ISBN 978-986-99916-5-0(平裝)

1. 癌症 2. 病人 3. 通俗作品

417.8　　110006910

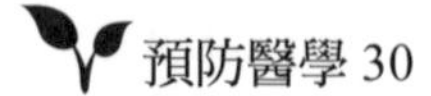

白袍之心 乳癌治療路上的陪伴

作　　者｜廖國秀
行政統籌｜廖家渝
主　　編｜吳翔逸
執行編輯｜陳映羽
專案編輯｜胡　梭、千　樊
美術主任｜蔡雅芬
媒體總監｜黃怡凡

發 行 人｜黃輝煌
社　　長｜蕭艷秋
財務顧問｜蕭聰傑
出 版 者｜博思智庫股份有限公司
地　　址｜104 台北市中山區松江路 206 號 14 樓之 4
電　　話｜(02) 25623277
傳　　真｜(02) 25632892

總 代 理｜聯合發行股份有限公司
電　　話｜(02)29178022
傳　　真｜(02)29156275

印　　製｜永光彩色印刷股份有限公司
定　　價｜320 元
第一版第一刷　西元 2021 年 08 月

ISBN 978-986-99916-5-0

博思智庫股份有限公司

博思智庫粉絲團　Facebook.com/broadthinktank